U0392173

"男"言之隐

前列腺疾病的防与治

主　审　叶章群　刘继红

主　编　王志华　王少刚

副主编　马学友　徐　楠　吴官清

编　者　（按姓氏笔画排序）

马学友　王　晶　王　蒙　王少刚　王志华

卢宇超　李　凡　李　恒　杨　俊　杨春光

肖　俊　吴立成　吴官清　余　淦　陈　亮

屈晓玲　夏　丁　徐　楠　唐华科

塔斯肯·巴合别尔干　　曾　星

顾　问　（按姓氏笔画排序）

王　良　王　涛　王国平　吕永曼　庄乾元

刘　征　杜广辉　李家贵　杨为民　何　玮

余　娏　宋晓东　陈　忠　陈志强　周四维

周惜才　胡志全　袁晓奕　徐　华　郭小林

曾　进　曾晓勇　蓝儒竹　管　维

人民卫生出版社

图书在版编目（CIP）数据

"男"言之隐：前列腺疾病的防与治 / 王志华，王少刚主编 .
—北京：人民卫生出版社，2017

ISBN 978-7-117-24223-3

Ⅰ. ①男… Ⅱ. ①王…②王… Ⅲ. ①前列腺疾病 – 防
治 Ⅳ. ①R697

中国版本图书馆 CIP 数据核字（2017）第 041605 号

| 人卫智网 | www.ipmph.com | 医学教育、学术、考试、健康，
购书智慧智能综合服务平台 |
| 人卫官网 | www.pmph.com | 人卫官方资讯发布平台 |

"男"言之隐
——前列腺疾病的防与治

主　　编：王志华　王少刚
出版发行：人民卫生出版社（中继线 010-59780011）
地　　址：北京市朝阳区潘家园南里 19 号
邮　　编：100021
E - mail：pmph @ pmph.com
购书热线：010-59787592　010-59787584　010-65264830
印　　刷：北京盛通印刷股份有限公司
经　　销：新华书店
开　　本：710×1000　1/16　　印张：11
字　　数：169 千字
版　　次：2017 年 7 月第 1 版　2018 年 9 月第 1 版第 2 次印刷
标准书号：ISBN 978-7-117-24223-3/R · 24224
定　　价：45.00 元

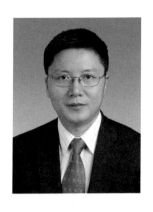

王志华，副教授，副主任医师，硕士生导师。美国西北大学访问学者，曾师从世界著名泌尿外科权威 Catalona 教授（"前列腺 PSA 之父"），2015 年获得美国机器人操作培训证书。擅长泌尿系肿瘤微创治疗及各类前列腺手术。目前主持国家自然科学基金及省部级课题 7 项，发表专业论文 40 余篇（SCI 收录 10 篇），主编及参编专著 6 部。目前担任中国医师协会外科医师分会机器人手术委员会全国委员等十余种学会委员职务。担任《现代泌尿生殖肿瘤杂志》主编助理兼编委，及 *Molecular Biology Reports* 等十余种国内外杂志审稿人，曾获首届华中科技大学"研究型临床医师"及华中科技大学同济医学院附属同济医院"科普达人"等称号。

作者简介

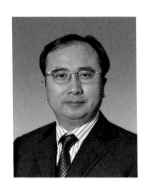

王少刚，教授，主任医师，博士生导师，华中科技大学同济医学院附属同济医院泌尿外科主任。擅长各种泌尿外科微创手术，开创了椎旁阻滞 B 超引导下经皮肾 SVOF 两步穿刺法治疗肾结石技术，参与研发国内首款具有完全自主知识产权的输尿管软镜——少刚镜，两者目前已在国内广泛推广及应用。腹腔镜技术曾获国家科学技术进步二等奖及湖北省科学技术进步二等奖。主持国家自然科学基金项目 5 项，发表论文 100 余篇。曾任中华泌尿外科学会（CUA）青年委员会副主任委员，现任 CUA 微创学组全国委员及中国医师协会内镜医师分会常委等二十余种学会常委或委员职务，任《医学参考报》副主编及《中华实验外科杂志》等十余种杂志编委。

前列腺疾病的发病率很高，是男性泌尿系统常见的疾病之一。而且，随着人均寿命明显延长，前列腺增生和前列腺癌的发病率呈现上升趋势。由于日常生活中很少接触到相关知识，众多患者对前列腺疾病缺乏正确的认识与了解，常常贻误了最佳治疗时机。更有甚者，由于听信"谣言"和某些不恰当的宣传，造成了沉重的心理负担，讳疾忌医，在某些非正规的医疗机构接受了不规范的治疗，使本可以完全治愈的前列腺疾病，发展成为慢性且不可治愈的，甚至影响病人一生。因此，医学科学知识的普及势在必行。

"仁心仁术"是衡量一位优秀外科医生的标准之一。精于业务，对病人负责是为"仁术"；有社会担当，泽被大众，是为"仁心"。王志华副教授和王少刚教授是泌尿外科领域优秀的中青年医生，在专注临床和科研工作之余，还不忘将医学知识惠及大众，他们牵头组织本科室中青年骨干编写了《"男"言之隐——前列腺疾病的防与治》一书。本书系统详细地介绍了三种常见的前列腺疾病，从基本的医学常识到常规检验检查，从发病机制到诊断治疗，内容详实，条理清晰，语言通俗易懂；插图生动有趣，可谓集科学性、趣味性和可读性于一体，是一本不可多得的医学科普读物。

该书介绍的内容有利于广大注重自我保健的男性朋友、患者和家属正确认识前列腺疾病，有助于本病的早发现、早诊断和及时而合理的治疗。该书的出版为提高

序言

民众健康素质，为医学科普事业贡献了一份宝贵的财富，对基层医务工作者的日常学习也大有裨益。我在此表示衷心祝贺并郑重地向广大读者推荐。

中国科学院院士、教授、博士生导师
华中科技大学同济医学院附属同济医院外科系主任 陈孝平

前列腺是男性特有的器官，它既参与组成尿道的前列腺部，也是重要的性腺之一。前列腺健康问题与各位男性朋友相伴一生。从青壮年时期容易得的前列腺炎，到中老年时期的前列腺增生和前列腺癌，它们给广大男性朋友带来了许多的痛苦与困扰。随着社会经济的发展，人们生活水平的提高和平均寿命的延长，前列腺疾病已经成为影响男性健康的重要问题。

由于生活和工作的压力，您可能无暇去了解前列腺和相关疾病的知识，但当您遭受疾病的折磨而四处辗转求医时，是否想要对前列腺的解剖与功能，前列腺疾病的知识有一个更深入的了解呢？我们在泌尿外科门诊中发现，人们对前列腺疾病的常识知之甚少，缺乏系统正确的了解，甚至存在一些误区，讳疾忌医，不愿意到正规医疗机构就医。不少患者因此受到一些非法医疗机构的"蒙骗"，花了冤枉钱，却错过了治疗时机，给自己的身体和心理带来了极大的痛苦。由此，我们深刻地认识到普及前列腺疾病相关知识的重要性和紧迫性。

我们编写此书目的正在于此，同时希望引起大家对前列腺疾病的关心和重视。鉴于前列腺相关知识涉及广泛，有些知识专业性很强，故不能一一详述，我们结合近二十年的临床工作实践，将针对患者普遍关注而又难以三言两语就解释清楚的问题，进行了系统地整理，力求用通俗的语言介绍给大家。本书以科普性、趣味性、可读性为宗旨，将系统介绍前列腺的基本知识和常见疾病的病因、发病过程、临床表现、诊疗知识等，配以生动有趣的插图，希望大家能在轻松的心态下对前列腺疾病做一个系统的了解，为疾病早期发现、早期诊断和合理治疗提供帮助。

本书总共分为五篇，第一篇为基础知识，主要介绍前列腺的基础医学知识，常见症状及辅助检查手段。第二篇至第四篇分别是前列腺炎、前列腺增生和前列腺癌，将详细讲述具体疾病的病因和发病机制、临床表现、诊断及治疗等知识。第五篇为家庭护理与预防保健，集中介绍大家比较关心的日常饮食、护理和保健知识等。本书还邀请了多位泌尿外科及相关领域专家作为顾问对不同疾病进行点评，言简意赅。

本书主要适合广大注重自我保健的男性朋友、前列腺疾病患者和家属，同时也适合基层医务工作者阅读。

本书在编写过程中，得到了华中科技大学附属同济医院的领导和泌尿外科老前辈的关怀和指导，众多社会人士给予了相关修改建议，在此表示衷心的感谢！尤为荣幸的是，该科普书得到了医学界著名的中国科学院院士陈孝平教授的悉心指导并欣然作序。此书在出版过程中还得到了人民卫生出版社的大力支持，在此一并表示感谢。此外，本书中引用了很多国内外专著、文献资料，在此我们向有关作者表示感谢！由于编者水平有限，疏漏和缺陷之处在所难免，恳请广大读者和专家们批评指正，不吝赐教。

编者

2017 年 3 月

目 录

第一篇　基础知识

01 男性特有的"神秘土地"——前列腺 …… 2

女性有前列腺吗 …… 2
前列腺在人体中的位置 …… 2
前列腺周围有哪些器官 …… 3
正常前列腺的形态与大小 …… 4
前列腺会随着年龄增长而变化 …… 4
前列腺的生理功能 …… 5
前列腺液与精液的关系 …… 5

02 关爱自己——浅谈前列腺疾病 …… 7

"小前列腺"也有"大麻烦" …… 7
前列腺的常见疾病 …… 7
关注前列腺的健康，你到年龄了吗 …… 9
哪些不良习惯会伤害前列腺 …… 9
上了年纪，排尿不通畅正常吗 …… 10
前列腺大就等于是前列腺增生吗 …… 11
前列腺疾病诊断和治疗误区 …… 11

03 对号入座——常见症状 …… 14

尿频 & 夜尿增多 …… 14
影响排尿次数的因素 …… 15

尿急 …… 15
尿痛 …… 16
排尿困难 …… 16
尿潴留 …… 17
尿失禁 …… 17
尿急与尿失禁是一回事吗 …… 17
血尿 & 血精 …… 18
正常的膀胱容量是多少 …… 18
残余尿量 …… 18
前列腺炎的常见症状 …… 19
前列腺增生的常见症状 …… 19
前列腺癌的常见症状 …… 19
影响排尿的其他疾病 …… 20

04 医生也有"照妖镜"——辅助检查 …… 21

前列腺液检查 …… 21
什么是前列腺液 …… 21
怎样获得前列腺液 …… 22
前列腺液检查的注意事项 …… 22
怎么看前列腺液常规的检查结果 …… 22

直肠指诊 …… 23
为什么要做直肠指诊 …… 23
怎样做直肠指诊 …… 23

直肠指诊的作用是什么 ………… 24

超声检查 ………………………… 25
经腹部超声 VS 经直肠超声 …… 25
超声检查的作用 ………………… 25
前列腺大小的测量 ……………… 25
残余尿测定 ……………………… 26
泌尿系统超声检查的注意
事项 ……………………………… 26

尿道膀胱镜检查 ………………… 26
尿流率检查 ……………………… 27
为什么要做"尿流率"检查 …… 27
尿流率检查的作用 ……………… 27
尿流率检查的注意事项 ………… 28

PSA 检查 ………………………… 28
什么是 PSA ……………………… 28
为什么要查 PSA ………………… 29
PSA 正常值 ……………………… 29
什么是游离 PSA ………………… 30
影响 PSA 的因素 ………………… 30
某些药物会降低 PSA 值 ……… 30

PSA 检查的时机 ………………… 31
PSA 不正常该怎么办 …………… 31
PSA 升高一定是前列腺癌吗 …… 32
需要定期检查 PSA 吗 ………… 32

前列腺穿刺活检 ………………… 33
为什么要做前列腺穿刺 ………… 33
前列腺穿刺活检的时机 ………… 33
怎么做前列腺穿刺 ……………… 33
前列腺穿刺要打麻药吗 ………… 34
穿刺前准备 ……………………… 34
穿刺后的注意事项 ……………… 35
前列腺穿刺的并发症 …………… 35
穿刺会导致肿瘤扩散吗 ………… 36
何时需要重复穿刺 ……………… 36

CT 和磁共振成像 ……………… 36
同位素骨扫描 …………………… 37
什么是同位素骨扫描 …………… 37
同位素骨扫描对前列腺癌诊
断有什么意义 …………………… 38
骨扫描的准确性高吗 …………… 38

第二篇　前列腺炎

01 你了解前列腺炎吗 ……… 40
什么是前列腺炎 ………………… 40
前列腺炎怎么分类 ……………… 41
前列腺炎为什么"钟爱"年
轻人 ……………………………… 41
吸烟、饮酒容易诱发前列腺炎 … 42

手淫会引起前列腺炎吗 ………… 42
前列腺炎是不是性病，会传
染吗 ……………………………… 43

02 急性前列腺炎 …………… 44

病因和发病机制 ………………… 44

细菌入侵前列腺的途径 ·············· 44
急性前列腺炎的常见病因 ·········· 45

临床表现 ································ 45
急性前列腺炎有哪些症状 ·········· 45
常见的并发症 ···························· 45

诊断 ·· 46
如何诊断急性前列腺炎 ·············· 46

治疗 ·· 46
急性前列腺炎如何治疗 ·············· 46
自觉症状好转就可以停药吗 ······· 47
怎样判断前列腺炎是否治愈 ······· 47

03 慢性前列腺炎 ··············· 49

病因和发病机制 ··············· 49
什么是慢性前列腺炎 ················· 49
慢性前列腺炎的致病因素 ·········· 49
常见致病微生物有哪些 ·············· 50

临床表现 ···························· 51
慢性前列腺炎有哪些症状 ·········· 51
慢性前列腺炎症状评分 ·············· 51
慢性前列腺炎会引起前列腺
增生吗 ······································ 53
慢性前列腺炎会引起前列腺
癌吗 ·· 53
慢性前列腺炎会影响性功
能吗 ·· 54

慢性前列腺炎会影响生育吗 ······· 55

诊断和鉴别诊断 ·················· 56
如何诊断慢性细菌性前列
腺炎 ·· 56
如何诊断慢性非细菌性前列
腺炎 ·· 57
什么是前列腺痛 ························· 57
前列腺炎常用的检查方法 ·········· 57
怎样看前列腺液常规的化
验单 ·· 58
为什么总是检查前列腺液 ·········· 58
什么是前列腺结石 ····················· 59

治疗 ·· 59
看病花钱越多，病好得越快吗 ······· 59
慢性前列腺炎为什么难治愈 ······· 60
慢性前列腺炎的一般治疗 ·········· 61
慢性前列腺炎的药物治疗 ·········· 61
辅助治疗：前列腺按摩 ·············· 62
慢性前列腺炎都需要治疗吗 ······· 62
手术能根治慢性前列腺炎吗 ······· 62
中医药能"根治"慢性前列
腺炎吗 ······································ 63

04 特殊类型的前列腺炎 ·····64
病毒性前列腺炎 ························· 64
衣原体性前列腺炎 ····················· 64
滴虫性前列腺炎 ························· 65
真菌性前列腺炎 ························· 65

目
录

11

第三篇　前列腺增生

01 老年男性的烦恼 ………… 68

什么是前列腺增生 ……………… 68
男人都会得前列腺增生吗 ……… 69
为什么会发生前列腺增生 ……… 70
前列腺增生与饮食有关吗 ……… 70
饮酒、吸烟与前列腺增生有
关吗 ……………………………… 71
前列腺增生会影响性生活吗 …… 71
"长寿病"会是"催命符"吗 …… 71
前列腺增生与前列腺炎有
关吗 ……………………………… 72
前列腺增生会导致前列腺
癌吗 ……………………………… 73

02 诊断与鉴别诊断 ………… 74

前列腺增生的常见症状 ………… 74
前列腺增生为何会影响排尿 …… 76
前列腺增生会出现尿失禁吗 …… 76
常见的并发症 …………………… 77
前列腺增生为什么会出现
血尿 ……………………………… 78
前列腺增生为什么会形成膀
胱结石 …………………………… 78
前列腺增生为什么会导致肾
积水 ……………………………… 78
医生是怎样诊断前列腺增
生的 ……………………………… 79
如何评价前列腺增生症状的
程度 ……………………………… 79

常用的辅助检查 ………………… 81

03 前列腺增生的治疗 ……… 83

前列腺增生都需要治疗吗 …… 83
前列腺增生有哪些治疗
方法 …………………………… 84
前列腺增生可以根治吗 ……… 85
前列腺增生的药物治疗 ……… 86

常用药物有哪些 ………………… 86
药物治疗的注意事项 …………… 87
药物要一直吃吗 ………………… 87
吃药效果很好,为什么还要
复查 ……………………………… 88

前列腺增生的手术治疗 ……… 88

哪些患者需要手术治疗 ………… 88
所有患者都可以进行手术吗 …… 89
有哪些常用的手术方法 ………… 90
经尿道手术的简要过程 ………… 90
经尿道手术有哪些优势 ………… 91
哪些患者适合经尿道手术 ……… 92
手术需要输血吗 ………………… 92
"激光手术"是怎么回事 ……… 93

手术后的注意事项 …………… 94

手术后为什么要留导尿管和
持续膀胱冲洗 …………………… 94
手术后为什么还会有血尿 ……… 94
术后第一次拔尿管,尿不出
来怎么办 ………………………… 95

手术后严重出血该怎么办⋯⋯⋯ 96
手术后还需要定期复查吗⋯⋯⋯ 96

"撒手锏"——膀胱造瘘⋯⋯⋯ 97
造瘘管要一直带着吗⋯⋯⋯⋯ 97

第四篇　前列腺癌

01 老年男性的"头号杀手"——前列腺癌⋯⋯⋯ 100

什么是前列腺癌 ⋯⋯⋯⋯⋯⋯ 100
前列腺癌常见吗 ⋯⋯⋯⋯⋯⋯ 100
哪些人容易得前列腺癌 ⋯⋯⋯ 101
前列腺癌是死神吗 ⋯⋯⋯⋯⋯ 101
得了前列腺癌还能活多久 ⋯⋯ 101

02 诊断与鉴别诊断⋯⋯⋯ 103

前列腺癌的预兆 ⋯⋯⋯⋯⋯⋯ 103
前列腺癌的常见症状 ⋯⋯⋯⋯ 103
怎样早期发现前列腺癌 ⋯⋯⋯ 104
前列腺癌的诊断 ⋯⋯⋯⋯⋯⋯ 105
前列腺癌的病理分级 ⋯⋯⋯⋯ 107
前列腺癌的临床分期 ⋯⋯⋯⋯ 107
前列腺癌危险因素分析 ⋯⋯⋯ 108
前列腺癌有哪些转移途径 ⋯⋯ 108

03 前列腺癌的治疗⋯⋯⋯ 110

前列腺癌个体化治疗方法⋯⋯ 110

前列腺癌有哪些治疗手段 ⋯⋯ 110
如何选择适合的治疗方法 ⋯⋯ 111
确诊前列腺癌就要马上治疗吗 ⋯⋯⋯⋯⋯⋯⋯⋯⋯⋯⋯ 112

前列腺癌的手术治疗 ⋯⋯⋯⋯ 113

前列腺癌根治术是怎么回事⋯⋯ 113
前列腺癌根治术效果如何⋯⋯⋯ 114
什么是腹腔镜前列腺癌根治术 ⋯⋯⋯⋯⋯⋯⋯⋯⋯⋯⋯⋯ 114
机器人手术是机器人做的吗⋯⋯ 115
腹腔镜手术和开放手术哪一个更好 ⋯⋯⋯⋯⋯⋯⋯⋯⋯ 115
前列腺癌根治术后是否会丧失性功能 ⋯⋯⋯⋯⋯⋯⋯⋯ 116
前列腺穿刺后为什么不能立即手术 ⋯⋯⋯⋯⋯⋯⋯⋯⋯ 116
哪些人可以进行根治手术⋯⋯⋯ 117
在等待手术期间需要注意什么 ⋯⋯⋯⋯⋯⋯⋯⋯⋯⋯⋯ 117

前列腺癌的术后辅助治疗 ⋯⋯ 118

什么是术后辅助内分泌治疗⋯⋯ 118
哪些患者需要进行辅助内分泌治疗 ⋯⋯⋯⋯⋯⋯⋯⋯⋯ 119
如何进行辅助内分泌治疗 ⋯⋯ 119
根治术后是否还需要其他辅助治疗 ⋯⋯⋯⋯⋯⋯⋯⋯⋯ 120

手术后的那些事 ⋯⋯⋯⋯⋯⋯ 120

手术后要多久复查一次⋯⋯⋯⋯ 120
为什么手术后 PSA 仍然很高⋯⋯ 120
什么是生化复发 ⋯⋯⋯⋯⋯⋯ 121
生化复发就是肿瘤复发吗⋯⋯⋯ 121

目录

手术后为什么会出现尿失禁······122

前列腺癌的放射治疗········123

什么是放射治疗·················123
前列腺癌的放射治疗有哪些
方法·····························123
什么是放射性粒子植入的内
照射治疗·······················124
植入的粒子会影响家人吗·······124
哪些人适合进行内照射治疗······125
前列腺癌放疗的并发症有
哪些····························125

前列腺癌的内分泌治疗····126

什么是内分泌治疗··············126
手术去势——睾丸切除术·······126
药物去势——"打针"··········127
睾丸切除与"打针"哪个效
果更好·························127
为什么"打针前要先吃药"·····128
为什么睾丸切除后还要吃药······128
什么是 MAB 治疗··············128
可以只切除睾丸或口服药
物吗····························129

什么是间歇内分泌治疗··········129
间歇内分泌治疗的适应证········129
间歇内分泌治疗要定期复查······130
内分泌治疗后要多久复查
一次····························130
长期内分泌治疗对身体的
影响····························130
内分泌治疗常用的药物··········131
内分泌治疗会一直有效吗·········131
什么是"二线内分泌治疗"······132
什么是去势抵抗性前列腺癌······132
如何处理去势抵抗性前列
腺癌····························132

前列腺癌的化疗·············133

晚期前列腺癌可以采用
化疗吗·························133
常用的化疗方案有哪些··········134

骨转移的诊疗···············134

什么是前列腺癌骨转移··········134
骨转移的常见症状及应对
策略····························134
骨痛难忍该如何治疗··············135

第五篇　家庭护理与预防保健

01 前列腺炎的预防与
保健·····················138

如何预防慢性前列腺炎··········138
新婚男士要警惕"蜜月型"
前列腺炎·······················139

为什么司机要警惕前列腺炎······139
如何进行前列腺按摩··········140
慢性前列腺炎要不要禁欲·······141
慢性前列腺炎治疗要"两手
抓"····························141
慢性前列腺炎的日常保健········142

02 前列腺增生的预防与保健 …………………… 144

前列腺增生可以预防吗 ………… 144
前列腺增生患者的日常饮食 …… 145
预防前列腺增生要从 40 岁
开始 …………………………… 145
前列腺增生会影响性生活吗 …… 145
性生活时应该注意什么 ………… 146
手术会影响夫妻性生活吗 ……… 146
为什么做了手术还有排尿
问题 …………………………… 147
手术后为什么会出现尿失禁 …… 148
什么是凯格尔运动 ……………… 148

凯格尔运动训练的方法 ………… 148
膀胱造瘘的家庭护理 …………… 150
造瘘后尿袋放哪儿更方便 ……… 150
保健品与前列腺增生 …………… 151

03 前列腺癌的预防与保健 …………………… 152

前列腺癌能预防吗 ……………… 152
前列腺癌与饮食 ………………… 153
得了前列腺癌后，该怎么办 …… 154
前列腺癌患者的日常饮食 ……… 154
前列腺癌患者如何选择运动
方式 …………………………… 155

参考文献 ……………………………………………… 157

目
录

第一篇

基础知识

　　本篇相当于故事的开场白，由于各种原因，大家之前可能对前列腺并没有太多了解，本篇将着重介绍前列腺的基础医学知识、相关疾病症状及常见辅助检查手段。由于涉及很多专业名词和医学术语，最初阅读时可能很枯燥，我们会做些简单形象的比喻帮助您理解，相信您定会有所收获。本篇中建议您按照顺序阅读，先略过辅助检查，如有必要再详细了解各检查的方法及临床用途。

01 男性特有的"神秘土地"
——前列腺

- ➡ 女性有前列腺吗
- ➡ 前列腺在人体中的位置
- ➡ 前列腺周围有哪些器官
- ➡ 正常前列腺的形态与大小
- ➡ 前列腺会随着年龄增长而变化
- ➡ 前列腺的生理功能
- ➡ 前列腺液与精液的关系

女性有前列腺吗

在门诊遇到不少有排尿问题的女性患者怀疑自己得了前列腺炎。其实，我们要向大家说明，女性没有前列腺；但女性的膀胱颈部也存在着一些腺体和纤维组织，它们在胚胎时期与男性前列腺有着共同起源，同时也受内分泌的影响与控制，称为"前列腺样组织"，但是没有像男性一样形成独立的器官，已经退化了。

通常意义上讲，前列腺是男性特有的"神秘土地"。

前列腺在人体中的位置

前列腺具有一定的特殊性，它既属于男性的泌尿系统，也属于男性的生殖系统。

男性的泌尿系统包括：肾脏、输尿管、膀胱、前列腺和尿道。

肾脏是人体的"垃圾处理厂"，每天产生 1.5~2L 尿液。尿液由肾脏产生后，沿着左右输尿管流向膀胱。膀胱像一个富有弹性的储水袋，平均可以容纳 350~500ml 的尿液。前列腺紧靠在膀胱下面，形状像一个倒放的栗子。尿道自膀胱颈发出，从前列腺的中间穿过。尿道好比

「男」言之隐——前列腺疾病的防与治

2

一根橡皮管，前列腺就像一个拳头握在橡皮管的顶端。当前列腺增生或肥大时，"拳头"就紧紧地攥住"橡皮管"，使"水"难以通过，临床上表现为排尿费力。

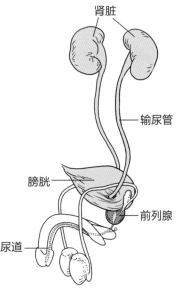

男性泌尿生殖系统示意图

男性的生殖系统包括：睾丸、附睾、输精管、精囊、前列腺和阴茎。

睾丸位于阴囊内，左右各一个，负责产生精子和分泌雄性激素（睾酮），维持男性的第二性征，如胡须、阴毛、喉结以及浑厚的嗓音等。附睾是两条柔软组织，位于睾丸背面（可以隔着阴囊摸到它们），精子先储存在这里。左右输精管离开附睾后进入腹腔，最终到达前列腺的底部，与膀胱后面的精囊相遇，并与精囊管汇合成为射精管。射精管穿过前列腺，开口于尿道的前列腺部。精囊和前列腺的分泌液（即精囊液和前列腺液）参与精液的组成。当射精时，精子经输精管、射精管和尿道排出体外。

阴茎也是男性泌尿、生殖系统的重要器官，兼有排尿和性交的功能。阴茎主要由三条海绵体构成，没有骨骼。当性兴奋时，阴茎的小静脉暂时关闭，导致了阴茎充血，阴茎即变粗变硬而勃起。勃起功能受到许多细小神经支配，这些神经紧贴在前列腺的两侧，因此一些前列腺手术可能损伤这些神经，从而导致勃起功能障碍（英文缩写 ED），俗称阳痿。

前列腺周围有哪些器官

前列腺位于盆腔内，其前方为耻骨联合（阴茎根部上方的骨性结构），后方为直肠前壁，上面有膀胱、精囊和输精管壶腹，下面为尿生殖膈。尿道从中纵行穿过，两侧射精管也经前列腺开口于这段尿道。

因为前列腺位置特殊，虽然在体表无

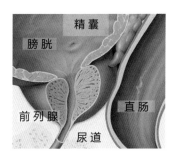

法摸到，但是由于前列腺紧贴在直肠的前面，因此，医生可以将食指（也称示指）伸入患者的直肠，直接触及前列腺，医学上称之为直肠指诊，是检查前列腺的一个简单而有效的方法。

☎ 正常前列腺的形态与大小

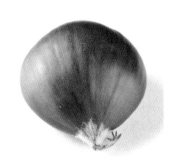

正常成年人的前列腺看起来像倒放的栗子，上端宽大的部分为前列腺底部，下端尖细的部分为前列腺尖部。底部与尖部之间是前列腺体部。体部后面中间有一条纵行的浅沟，称前列腺沟或中央沟。前列腺增生时，这条沟就会变浅或消失。前列腺左右径约4cm，上下径约3cm，前后径约2cm，重约20g。

我们时常看到前列腺超声检查单上以"cm×cm×cm"表示前列腺大小，大家可简单用0.546与三径相乘，即可换算成前列腺的重量。通常认为前列腺的重量大于20g即为前列腺增生，但具体算法后面会有详细解释。

☎ 前列腺会随着年龄增长而变化

前列腺的结构是随着年龄增长而变化的，其生长和发育受雄性激素控制，因而与人体的性发育有关。

进入青春期以后，随着睾丸的发育，前列腺腺管发育成腺泡。

30岁左右，腺泡结构更加复杂。

从45~50岁开始，位于尿道周围的腺体组织开始增生，压迫外周部分使之萎缩，形成所谓的"外科包膜"。

前列腺体积也会发生变化。

自青春期到 20 岁，前列腺的重量从 5g 增长到 20g。

20~50 岁期间，前列腺体积相对稳定（但发生前列腺炎时，还是会因炎症变大）。

50 岁以后很多人的前列腺又会继续增大，这就是平时常说的"前列腺增生"或"前列腺肥大"。

前列腺的生理功能

前列腺的功能至今尚未研究透彻，目前认为有以下 4 个方面：

1. 分泌前列腺液，参与精液的构成，为精子提供营养并有利于精子活动，这是前列腺的主要功能。

2. 前列腺内含有丰富的 5α-还原酶，可以将睾酮转化为活性更强的双氢睾酮。双氢睾酮在良性前列腺增生的发病过程中起重要作用。

3. 控制排尿。前列腺包绕尿道，其环状平滑肌纤维参与构成尿道内括约肌。在排尿时，膀胱逼尿肌收缩，尿道内括约肌松弛，尿液顺利排出。

4. 运输功能。当射精时，输精管和精囊腺中的内容物排入这部分尿道，进而排出体外。

前列腺液与精液的关系

前列腺液和精液不同，但两者关系密切。

精液是精子和精浆的混合物。精子由睾丸产生，数目很多。精浆由多种腺体的分泌物共同组成，其中包括前列腺液。前列腺液约占精浆的 20%~30%，但最多的是精囊腺分泌液，约占精浆的 60%~70%，其余成分仅占 10%。精浆是输送精子必需的介质，含有维持精子活性必需的物质，并能够激发精子的活力。

前列腺液呈弱酸性，pH 为 6.3~6.5，一般占一次射精量的 15%~

5

30%，可以中和女性阴道（pH 为 3.8~4.4）中的酸性物质，有利于精子的生存与活动。前列腺液中还含有多种蛋白水解酶，可以使凝固的精液液化，有利于精子运动与受精。

　　简而言之，前列腺液是构成精液的重要成分，精液中含有的多种重要物质都来自前列腺液，故前列腺疾病会影响精液质量和精子活力。

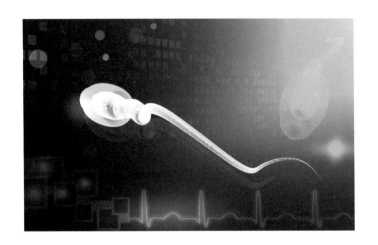

关爱自己
——浅谈前列腺疾病

➡ "小前列腺"也有"大麻烦"

➡ 前列腺的常见疾病

➡ 关注前列腺的健康，你到年龄了吗

➡ 哪些不良习惯会伤害前列腺

➡ 上了年纪，排尿不通畅正常吗

➡ 前列腺大就等于是前列腺增生吗

➡ 前列腺疾病诊断和治疗误区

上一节我们介绍了前列腺的基础医学知识，相信您对前列腺已经有了基本的了解。接下来将简要介绍前列腺的常见疾病以及诊疗过程中存在的误区，希望通过这节的阅读，能够让您对前列腺疾病有一个大体的了解。

☎ "小前列腺"也有"大麻烦"

前列腺是人体内较小的一个器官，成人仅有20g，但是几乎所有的成年男性都会受其影响。青壮年是急、慢性前列腺炎的高发人群，到了老年，则可能出现良性前列腺增生以及前列腺癌。严重危害老年男性的身心健康，所以说"小前列腺"也有"大麻烦"。

☎ 前列腺的常见疾病

前列腺健康与男性同胞相伴一生，不同的年龄阶段，常见的前列腺疾病也不相同。主要有三种病变，即前列腺炎、良性前列腺增生和前列腺癌。

儿童时期 前列腺发育缓慢，很少发病，极少数情况下可能发生急、慢性前列腺炎等病变。

青壮年时期 此时期是急、慢性前列腺炎高发期。一方面，正值男性性功能旺盛期，性活动频繁，性兴奋的反复刺激易导致前列腺反复充血，容易诱发炎症；另一方面，此期也是前列腺分泌最旺盛的时期，为细菌的生长繁殖提供了良好的条件。如果不注意个人卫生、机体抵抗力低下或其他邻近部位（如尿道）发生感染，病菌就可以进入前列腺，导致急、慢性炎症。

老年时期 此期前列腺炎发病较少，而良性前列腺增生的发病率明显升高。我们在前面讲过，前列腺会随着年龄增长而略有增大。国外一项调查发现，60 岁的男性中超过 50% 有前列腺增生，80 岁时甚至高达 83%，但这其中只有大约一半的人会产生相关的临床症状。

前列腺癌也是老年时期常见的前列腺疾病，它是一种恶性疾病。前列腺癌是美国男性最常见的恶性肿瘤。在我国的发病率远低于欧美国家，但近年来已有迅速上升的趋势，应当引起老年男性的高度重视。

需要说明的是，虽然这三种疾病在发病年龄上看似有规律，但目前尚未发现其本质上存在必然联系。和大家熟知的"病毒性肝炎，肝硬化，肝癌"三步曲不同。

此外，前列腺还可发生结核、结石、囊肿等多种疾病。

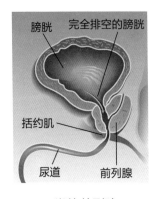
正常的前列腺

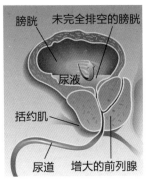
增生的前列腺

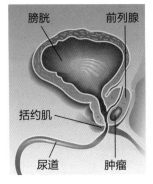
前列腺癌

关注前列腺的健康，你到年龄了吗

前面提到了三类常见的前列腺疾病，也就是前列腺炎、良性前列腺增生和前列腺癌。

青春期前的男孩极少发生前列腺炎，慢性前列腺炎多发生于青壮年，所以青春期以后应该注意有无前列腺炎所致的健康问题。

良性前列腺增生多发生于50岁以上的男性，故50岁以后应注意前列腺增生的问题。前列腺癌也多发生于老年男性，且早期没有特异性的症状，单纯根据症状无法跟良性前列腺增生进行区分。

欧美国家几十年的临床实践表明，男性在50岁以后定期进行"前列腺特异性抗原"（PSA）检测，可以帮助发现早期前列腺癌，早诊断，早治疗，改善患者的预后，提高生活质量，延长寿命。

哪些不良习惯会伤害前列腺

1. 嗜烟 有调查发现，吸烟者前列腺疾病患病率比不吸烟者高1~2倍，而且吸烟越多前列腺受害越大。

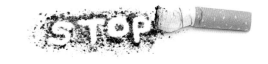

2. 饮食不节 经常食用辛辣、酸性食物及长期饮烈性酒，可引起血管扩张，促使前列腺充血，从而诱发前列腺炎。肥胖与前列腺疾病也有关，总蛋

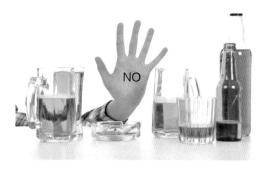

白以及脂肪等摄入量的增加也可能潜在增加前列腺增生和前列腺手术的风险；而蔬菜、水果、多不饱和脂肪酸和维生素D则有潜在减少前列腺增生的作用。

3. 感冒受凉 前列腺内有丰富的肾上腺素能受体，受凉时极易引起交感神经兴奋，导致腺体收缩，使尿道内压力增加，影响排尿；而排尿困难，又会对前列腺产生不良的影响，形成恶性循环，使前列腺发生病变。

4. 性事不当 短时间内持续多次性交者，更容易发生急性前列腺炎。相反，性欲旺盛者由于某些原因长期无法正常排泄，会使前列腺液大量"囤积"，导致前列腺过度扩张与充血，也可引发炎症。此外，体外射精、性交中断等同样可使前列腺充血肿胀而引起炎症。

5. 挤压 久坐不动或经常骑自行车，会使前列腺长时间受到挤压，导致局部血液循环不畅，形成被动充血。特别是在骑自行车时，车座与会阴部产生摩擦，刺激尿道上段和前列腺等处，促使皮下组织慢性增生、发硬、肿大，甚至发炎，压迫尿道和前列腺，容易造成前列腺疾病。

6. 感染 某患者去医院导过几次尿后，自己买了两根导尿管和一瓶甘油，稍有排尿不畅，就自己插管导尿，结果越插越勤，最后竟然拔不出来了。经化验，尿里有大量白细胞。原来是患者自己插管导致感染，加重了前列腺肿大，导致排尿更加困难。

7. 憋尿 经常人为地憋尿，可使膀胱充盈胀大，导致排尿无力，加重前列腺增生的症状。

8. 便秘 便秘者的直肠内积聚大量粪便，会加重邻近的前列腺充血。同时，便秘者往往排便时用力过大、腹压增加，压迫前列腺，可使尿道变细、排尿受阻，对前列腺健康不利。

☎ 上了年纪，排尿不通畅正常吗

排尿不通畅的原因有很多。排尿活动是在神经系统调节下完成的，当膀胱内尿液达到一定容量，人就会产生"尿意"，如果周围环境适合（比如有卫生间），大脑这个"司令部"就会发出指令，膀胱逼尿肌收缩，尿道内括约肌松弛，尿液经尿道排出体外。整个过程是非常复杂的，尿路就好比"水管"，水要顺利通过，既要保证水管是通畅的，还要有强力的"水泵"，也就是膀胱能够产生足够的压力，同时"电路"（神经系统）也必须是通畅的。任何环节出现问题，都会导致排尿不通畅。

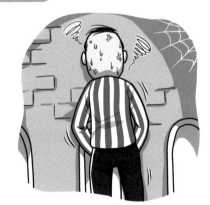

尿不出来憋了一身汗

在任何年龄段，排尿不通畅都是不正常的。老年男性排尿不通畅最常见的原因是良性前列腺增生，应及时到医院就诊，详细检查，并排除其他疾病，尤其应排除前列腺癌的可能。

但应当注意，排尿通畅与否是一种主观感觉，它受到情绪、环境影响，随时间变化很大，并非很准确。如果您经常感觉排尿不通畅，特别是 50 岁以上的男性，建议您到正规医院向泌尿外科医生咨询，通过相应的客观检查，明确是否患有引起排尿问题的疾病。

☎ 前列腺大就等于是前列腺增生吗

前列腺大不一定就是前列腺增生。

所谓前列腺增生，是一个病理学概念，其特征是前列腺间质和腺体成分增生，也就是构成前列腺的细胞增多。可以只表现为显微镜下的增生而并不导致前列腺体积的改变。一些前列腺的其他疾病，比如急性前列腺炎，前列腺组织充血、水肿，在直肠指诊或超声检查时可发现前列腺肿胀增大，但这种情况并非是前列腺自身细胞增多，所以不是前列腺增生。

此外，由于人与人间存在差异，就像人有高矮、胖瘦一样，男性前列腺的大小也存在差异。一定要结合年龄、对身体的影响、有无其他疾病等多方面因素，综合地对待前列腺大小的问题，不能简单地认为前列腺体积大就是前列腺增生。尤其是青年男性，在体检时超声检查发现前列腺体积较大，就认为自己是前列腺增生，紧张焦虑，影响生活，这是典型的误区。

☎ 前列腺疾病诊断和治疗误区

1. 讳疾忌医 调查表明，一半以上男性正在或曾经患有泌尿生殖系统疾病，严重影响身心健康和生活质量。泌尿生殖疾病往往比较隐私，患者又存在诸多错误认知，有些人将泌尿生殖疾病与"性病"混淆，导致很多人患病后羞于启齿，不愿到医院就诊。却不知道这样做不但可能延误治疗，使病情加重，还容易诱发心理问题，甚至危及生命。

2. 前列腺增生是"老年病"，不用太担心 国外一项调查发现，60 岁的男性中超过 50% 有前列腺增生，80 岁时甚至高达 83%。

中国医师协会建议：50 岁以上的男性，即使目前还没有出现良性前列腺增生的症状，也要定期去医院泌尿外科进行前列腺增生风险筛查。一旦发现有任何前列腺增生风险，要及早治疗。对于已经发现症状的男性，更不能一拖再拖，以免贻误病情。

3. 认为前列腺增生是小问题，应优先治疗其他疾病　前列腺增生是一种良性病变，一般病程比较缓慢，如不引起梗阻几乎没有症状，对寿命也没有什么影响。但是当增生达到一定程度就会引起一系列排尿症状，尤其是排尿困难和尿潴留会对健康产生不利影响，严重时会导致疝气、痔疮、血尿、膀胱结石、反复尿路感染、肾积水、尿毒症等并发症。如果排尿症状没有得到及时治疗和缓解，频繁的夜尿将严重影响睡眠和休息，直接影响老年人的身体健康。

4. 前列腺增生患者"久病成医"擅自停药　有很多已经接受正规治疗的患者，在症状得到初步改善之后，就擅自停药，造成病情的反复甚至恶化。治疗前列腺增生的药物与治疗高血压、糖尿病的药物一样，一般是需要终生服用的。

5. 前列腺增生"一切了之"　前列腺增生并不是一切了之，事实上大多数的增生都不需要手术。第一，一些无症状或症状轻微、无并发症的患者可以采用"观察等待"的方法，根据症状发展情况定期复查，决定是否需要进一步治疗。第二，对大多数轻中度患者，建议药物治疗。如果患者出现严重的并发症，在身体条件允许的状态下推荐病人进行手术治疗。

6. 混淆前列腺增生和前列腺癌　前列腺癌的早期没有特异性症状，有时表现为类似前列腺增生症的排尿梗阻症状。还有的患者会出现疼痛、消瘦、乏力、食欲减退，但这些通常已经是晚期肿瘤的信号了。20 世纪 90 年代开始，欧美国家已广泛开展 PSA 检测，使早期前列腺癌患者的检出率大大增加。作为前列腺癌最敏感、应用最广泛的肿瘤标志物，国内很多医院也开展了 PSA 检测，整个检查很方便，也没有什么痛苦，只需要抽取几毫升血液。根据我国实际情况，专家建议 50 岁以上的男性应至少每两年检测一次 PSA，有前列腺癌家族史的朋友，检测年龄须提前到 45 岁。

7. 前列腺癌的认识误区　"一直以为癌症只是'遥远的传说'，而身边的癌症患者却越来越多"，许多人都有这样的感觉。有些患者或家属对于恶性肿瘤过于恐惧，认为患恶性肿瘤即不治之症，无异于被判死刑。其实不然，癌症≠绝症，世界卫生组织在报告中指出，1/3癌症可以预防；1/3可通过早发现、早诊断、早治疗，最终治愈；1/3通过适当治疗，可延长生命、提高生活质量。

权威专家的意见：只要正确认识、科学防治，癌症并没有那么可怕。前列腺癌只要能早期发现、早期诊断，其治愈率相当高。

➡ 尿频 & 夜尿增多
➡ 影响排尿次数的因素
➡ 尿急
➡ 尿痛
➡ 排尿困难
➡ 尿潴留
➡ 尿失禁
➡ 尿急与尿失禁是一回事吗

➡ 血尿 & 血精
➡ 正常的膀胱容量是多少
➡ 残余尿量
➡ 前列腺炎的常见症状
➡ 前列腺增生的常见症状
➡ 前列腺癌的常见症状
➡ 影响排尿的其他疾病

　　很多人存有这样一种心理：单位里的张某某，一起下棋的老王头等都得了前列腺疾病，自己的症状和他们很像，就怀疑也有前列腺疾病，又不好意思说出去。于是不去正规医院检查，随便找个小广告里的诊所开点药吃就算了。这样做显然是不明智的，要想知道是否患了前列腺疾病，首先要从相关症状说起。

　　前列腺的解剖位置特殊，位于盆腔最深处，可以说是"看不见，摸不着"。前列腺疾病的症状主要表现为排尿障碍，称之为下尿路症状，包括刺激症状、梗阻症状和尿失禁。

　　刺激症状主要是尿频、尿急和尿痛。

　　梗阻症状包括排尿困难、尿流中断和尿潴留等。

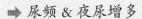 尿频 & 夜尿增多

　　尿频是指患者感到有尿意的次数明显增加，而每次尿量减少。

严重时几分钟排尿一次，每次尿量仅几毫升。正常成年男性白天排尿4~5次，夜间不超过2次，每次尿量约300ml。如果白天最多2小时就要排尿1次或夜尿2次以上，即为尿频。泌尿生殖道炎症、膀胱结石、膀胱肿瘤、前列腺增生等原因都可引起尿频。

夜间尿频也称夜尿症，以后半夜排尿为主，往往一夜要起来好几次。良性前列腺增生最常见的早期症状是尿频，主要是夜尿增多。心功能不全者也可出现夜尿增多，有心脏病的患者应注意。

若只是排尿次数增加，而每次尿量并不减少，甚至增多，可能是生理性的，如大量饮水、食用有利尿作用的食物（如西瓜）；也可能是病理性的，如糖尿病、尿崩症等。有时精神因素也可引起尿频，如失眠、焦虑等。

影响排尿次数的因素

一个人的排尿次数是由多种因素决定的。

1. 尿量 肾脏产生的尿量增加，排尿次数也就相应增多。在生理情况下，如大量饮水、吃西瓜、喝啤酒，由于进水量增加，肾脏产生尿量也自然增多，排尿次数增多，即出现尿频。在病理情况下，如糖尿病、尿崩症患者，喝水多，尿量多，排尿次数也多。但以上情况都没有排尿不适的感觉。

2. 炎症刺激 膀胱内有炎症时，总是有尿意，出现尿频，并且尿量减少。当有膀胱炎时，往往尿频、尿急、尿痛同时出现，称为膀胱刺激症状。有时一些其他刺激也可以出现排尿次数改变，如尿路结石、尿路异物，患者主要表现为尿频。

3. 膀胱容量 如妊娠期增大的子宫压迫、膀胱占位性病变、较大的膀胱结石或结核性膀胱挛缩等，膀胱容量减小，也可导致尿频。

4. 精神因素 当有失眠、精神紧张或癔症时，在白天或夜间入睡前也经常会出现排尿次数增多的现象。

尿急

正常情况下，如果周围环境不许可，有尿意时可以憋尿而延迟排尿。尿急是指突然出现的、强烈的排尿愿望，且很难被主观抑制而延迟排尿。排尿有急迫感，迫不及待，无法控制，尿意一来，就要尽快小便，

15

稍有延迟，尿液就会不受控制地排出来。尿频、尿急、尿痛常同时出现，互为因果，相互影响。

☎ 尿痛

尿痛是指排尿时感到尿道、膀胱或会阴区（肛门和阴囊之间的部位）疼痛。疼痛表现为烧灼感，程度有轻有重，重者痛如刀割。常见于尿道炎、前列腺炎、前列腺增生、精囊炎、膀胱炎、尿路结石、肾盂肾炎等。根据尿痛的特点，有助于明确疾病的诊断。

1. 排尿开始时疼痛明显，或合并排尿困难，病变多在尿道，常见于急性尿道炎。

2. 排尿终末时疼痛，且合并尿急，病变多在膀胱，常见于急性膀胱炎。

3. 排尿终末时疼痛明显，排尿后仍感觉疼痛，或不排尿也痛，病变多在尿道或邻近器官，如膀胱三角区炎、前列腺炎等。

4. 排尿突然中断伴疼痛或尿潴留。见于膀胱、尿道结石或尿路异物。

5. 排尿不畅伴胀痛。老年人多提示前列腺增生，也可见于尿道结石。

6. 排尿刺痛、烧灼痛。多见于急性炎症刺激，如急性尿道炎、前列腺炎、膀胱炎等。

尿频、尿急、尿痛常同时出现，称为膀胱刺激症状。常见病因有很多，如前列腺增生、膀胱肿瘤、膀胱结石、尿道结石、尿路感染等。

☎ 排尿困难

排尿困难包括排尿踌躇、排尿费力、尿线无力、分叉、变细、排尿不尽感、尿滴沥等。排尿踌躇是指排尿开始时间延迟，往往是急匆匆地跑到厕所，却要等一段时间才能解出小便。排尿费力是指需要增加腹压以启动排尿，也就是要憋住气，用力鼓肚子才能尿出来。尿线变细，射程变短，有时甚至滴到裤子和脚上。尿流分叉为尿流形成双股或散射状。排尿不尽感是指排尿后仍感觉到膀胱内有尿液未排出，却又尿不出来。排尿滴沥是指排尿完毕后，仍有少量尿液从尿道口滴出，淋漓不尽。

🏥 尿潴留

尿潴留分为急性和慢性两类。急性尿潴留表现为突然不能排尿，尿液滞留于膀胱内。常见于腹部、会阴部手术后病人不敢用力排尿，以及良性前列腺增生、前列腺癌或尿道狭窄。慢性尿潴留表现为排尿困难，小腹膨隆、不适或疼痛。

🏥 尿失禁

尿失禁是指尿液不能自主控制而流出。可分为四种类型：持续性尿失禁、充溢性尿失禁、急迫性尿失禁和压力性尿失禁。与前列腺增生相关的尿失禁主要是充溢性尿失禁和急迫性尿失禁。由于过于专业，我们虽然在此详细介绍，但大家不必区分。

1. 持续性尿失禁 又称真性尿失禁，是由于神经损伤或尿道括约肌受损，导致尿液持续地不自主流出。

2. 充溢性尿失禁 又称假性尿失禁，是由于膀胱内残存尿液过多，一有尿液从输尿管排到膀胱内，便"挤出"原膀胱内的尿液，自尿道排出，夜间多见。各种原因所致慢性尿潴留均可能出现这种症状。

3. 急迫性尿失禁 是指严重的尿频、尿急，膀胱不受意识控制就开始排尿。

4. 压力性尿失禁 是当腹内压突然增高（咳嗽、喷嚏、大笑、运动等）时，尿液不自主地流出。常见于多次分娩或绝经后的妇女，也见于根治性前列腺切除术后的病人。

🏥 尿急与尿失禁是一回事吗

尿急与尿失禁不是一回事，但两者又有联系。

尿急是一种迫不及待要排尿的感觉。尿失禁是指各种原因导致的尿液不受控制、不自主地流出，包括四类，其中急迫性尿失禁可与尿频、尿急相伴随发生。尿急严重时，一有尿意，就要立即小便，憋都憋不住，必须马上进行，动作稍微慢一点，尿液就会不由自主地排出来，尿湿裤子，这就是急迫性尿失禁。

☎ 血尿 & 血精

血尿就是尿液中含有红细胞，分为肉眼血尿和镜下血尿。正常情况下，尿液中是没有红细胞的。顾名思义，肉眼血尿是指肉眼能看到血色，可以是淡红色云雾状、洗肉水样、酱油色或有血凝块。通常在1000ml 尿液中含有 1ml 血液即呈淡红色，肉眼可见。

如果尿液外观变化不明显，将尿液离心沉淀后，用显微镜观察，每个高倍视野中红细胞 >3 个，称为镜下血尿。所以并不是所有血尿都能被眼睛发现的；能用眼睛看出来的，说明血尿比较严重。但任何程度的血尿都不能轻易放过，都应首先考虑恶性肿瘤的可能，需要及时到正规医院就诊，查明原因，积极治疗。尿道炎症也可以有镜下血尿。

值得注意的是，血尿往往是疾病的一个危险信号，但血尿程度与疾病严重程度并没有明确的相关性。另外，尿液呈红色并不都是血尿。有些药物、食物能使尿液呈现红色、橙色或褐色，如大黄、利福平（抗结核药）、四环素类等。

血精为精液中含有血液，大多是由前列腺和精囊的炎症引起的，一般在几周内就可以自行消失。如果持续数周以上，需要排除生殖道结核、前列腺肿瘤等病变。

☎ 正常的膀胱容量是多少

正常成年人的膀胱容量差别很大。不同的年龄、性别、个体，膀胱容量各不相同。平均容量约为 350~500ml，最大容量为 800ml 左右。一般当膀胱容量蓄积到 400~500ml 时，因膀胱壁的过度扩张，产生痛觉，尿意会十分明显。

☎ 残余尿量

膀胱残余尿量是指排尿后存留在膀胱内的尿液量。正常人排尿后残余尿量应少于 10ml。残余尿量多于 30ml，常提示膀胱逼尿肌已处于失代偿的病理状态。前列腺增生严重时，尿道梗阻加重，膀胱无法排空，残余尿量就会增加。

临床上常采用超声进行"残余尿测定"，用于诊断前列腺增生、评价治疗效果。详细内容请参见本章"超声检查"部分。

☎ 前列腺炎的常见症状

简单来说，前列腺炎可分为急性和慢性两类，临床表现也不完全相同。

主要的临床症状包括：

1. 全身症状　急性前列腺炎发病突然，可伴有寒战、高热等症状。

2. 排尿不适　尿频、尿痛、尿液混浊、尿后滴白。

3. 会阴区不适　表现为闷痛、胀痛或不适感。

4. 放射痛　可以引起腰背部酸痛，还可放射到阴茎、阴囊、小腹、大腿或者臀部。

5. 性功能障碍　性欲减退、阳痿、早泄、性交痛、射精痛、血精等。

6. 精神神经症状　慢性前列腺炎患者还会有头晕、乏力、失眠、焦虑等表现。

☎ 前列腺增生的常见症状

前列腺增生多在50岁以后出现症状，60岁左右症状更加明显。临床上主要表现为下尿路症状，这些症状可以分为三大类。

1. 刺激症状　尿频、尿急、夜尿增多和急迫性尿失禁等。

2. 梗阻症状　排尿踌躇、费力、尿线无力、变细、间断排尿、尿不尽感、尿滴沥、尿潴留及充溢性尿失禁等。

3. 并发症　血尿、急性尿潴留、肾功能不全、引起或加重痔疮、脱肛及疝气等。

前列腺增生早期最常见的症状是尿频，尤其是夜尿增多。排尿困难是前列腺增生最重要的症状，并逐渐加重，称为进行性排尿困难。

☎ 前列腺癌的常见症状

早期前列腺癌通常没有症状，进展隐蔽，一旦发现，多数已经属于中晚期。可以表现为尿频、尿急、排尿困难、排尿中断，甚至急性尿潴留、尿失禁。少数患者会有血尿、血精等。发生骨转移时会有骨痛、病理性骨折等。晚期患者还会有全身乏力、低热、贫血等全身症状。

总之，前列腺癌没有特异的临床症状，很难根据临床症状与良性前列腺增生区分开来。如果怀疑有前列腺疾病，应及时找泌尿外科医生就诊，通过进一步检查，明确病因，早诊断，早治疗，改善预后，提高生活质量，延长生存时间。

☎ 影响排尿的其他疾病

尿液的产生与排出是一个十分复杂的过程。当膀胱内尿液达到一定容量，人就会产生"尿意"，如果周围环境适合（比如有卫生间），大脑这个"司令部"就会发出指令，膀胱逼尿肌收缩，尿道内括约肌松弛，尿液经尿道排出体外。整个过程中任何一个环节发生障碍都会影响到排尿，因此出现了排尿症状并不一定就是前列腺疾病。

其他常见原因有：

1. 膀胱疾病 膀胱颈挛缩，就像是在湖泊的出口处筑起了一座大坝，使尿液不能顺利流出，造成排尿困难。此外，膀胱炎、膀胱内结石、异物、肿瘤等，常可引起尿频、尿急、尿痛等症状。

2. 尿道疾病 同膀胱颈挛缩相似，尿道狭窄也会导致排尿费力的症状。其他尿道疾病，如尿道瓣膜、憩室、结石、肿瘤、息肉、异物、炎症等也会影响排尿的通畅。

3. 神经源性膀胱 如脊髓炎、脊柱外伤、截瘫、颅内肿瘤以及糖尿病、药物、炎症等导致的周围神经损害。

4. 慢性心功能不全 患者夜间的尿量增多，排尿次数增多。有些慢性肾炎的患者也会出现排尿次数增多或者尿量减少的情况。

总之，出现排尿症状后不能马上认定为"前列腺疾病"，一定要找泌尿外科医生咨询，进行相关检查，否则可能会"冤枉"了前列腺，延误了其他疾病诊治。

「男」言之隐——前列腺疾病的防与治

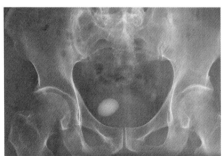 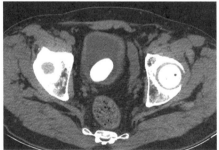

膀胱结石影像检查（图中白色卵形）

04 医生也有"照妖镜"
——辅助检查

- ➡ 前列腺液检查
- ➡ 直肠指诊
- ➡ 超声检查
- ➡ 尿道膀胱镜检查
- ➡ 尿流率检查
- ➡ PSA 检查
- ➡ 前列腺穿刺活检
- ➡ CT 和磁共振成像
- ➡ 同位素骨扫描

　　通过上文的介绍，您应该对前列腺疾病的常见症状有了大体的了解，可能已经找出了自己相应的症状，甚至已经得出一个印象诊断（或称疑似诊断）。但正如前面提到的前列腺疾病的症状缺乏特异性，所以需要通过其他的检查来确定是否有前列腺疾病，又到底是哪种疾病，这就需要到医院找泌尿外科医生解决问题了。接下来将简要介绍泌尿外科常见的实验室检查和辅助检查。

◀◀ 前列腺液检查 ▶▶

☎ 什么是前列腺液

　　前列腺液（EPS）由前列腺分泌，是精液的重要组成部分，约占一次射精量的 15%~30%。通过前列腺按摩所获得的前列腺液混有精囊液，呈淡乳白色、半透明的稀薄液体。成年男性的前列腺不断产生前列腺液，且腺液量具有明显的个体差异，有些人多一些，有些人则少一些。正常情况下，前列腺液可以通过自慰（手淫）、性生活或遗精等性活动随精液排出体外，有时在用力排便后，尿道口也会有少量前列腺液流出。

由于前列腺液存在于前列腺的腺泡内，所以当前列腺处于炎症状态时，前列腺液也会出现相应的变化，有助于前列腺炎的诊断。前列腺液检查包括前列腺液常规检查、前列腺液细菌培养及药敏试验。

☎ 怎样获得前列腺液

前列腺液标本是通过前列腺按摩术取出来的。

方法：患者可采用胸膝位、侧卧或站立弯腰体位。检查者做直肠指诊，自前列腺两侧向中间沟，自外上向内下方，按摩 2~3 次，再按摩中间沟 1 次，将前列腺液挤入尿道，并由尿道口滴出，直接收集前列腺液送检。

☎ 前列腺液检查的注意事项

1. 检查前患者应排空膀胱。

2. 1 次采集标本失败或检测结果阴性，而又有临床指征时，可间隔 3~5 天重新采集标本或复查。

3. 怀疑有前列腺结核、急性前列腺炎、脓肿或肿瘤时，应慎重进行前列腺按摩。

4. 检查前 3 天应禁止性生活，因为射精后前列腺液较难取出，且性兴奋后前列腺液内白细胞常增加，影响检查结果。

5. 按摩前列腺时先将第 1 滴前列腺液弃去，留取之后的前列腺液送检。

6. 前列腺按摩时可能略有不适，但并无损害，不应该因此拒绝检查，影响疾病诊断。

☎ 怎么看前列腺液常规的检查结果

一般来说，前列腺液常规检查（EPSRt）的项目主要包括：pH、卵磷脂小体、红细胞和白细胞等。正常的结果应当是：呈淡乳白色、半透明的稀薄液体；pH 6.3~6.5；卵磷脂小体多量或均匀分布整个视野；红细胞每高倍视野（HP）下不多于 5 个，表示为 <5 个 /HP；白细胞 <10 个 /HP；上皮细胞偶见；精子少见，若按摩时压迫到精囊，可以检出精子，无意义。

当前列腺发炎时，前列腺液可呈黄色脓性或血性。检查可发现卵磷脂小体减少，红细胞数 >5 个 /HP，白细胞 >10 个 /HP，并可找到细菌、真菌及滴虫等病原体。但是需要注意，前列腺常规主要指标正常并不能完全排除前列腺炎，需要结合临床症状综合考虑。建议结合本书第二篇《前列腺炎》进行理解。

◀◀ 直肠指诊 ▶▶

🏥 为什么要做直肠指诊

前面介绍到前列腺位置特殊，无法从体表触及。但是由于前列腺与直肠仅仅间隔一层直肠壁，因此，医生可以通过手指对前列腺进行触摸检查（触诊），医学上称为直肠指诊，或者称直肠指检、肛诊，是检查前列腺的一个简单而有效的方法。

通过直肠指诊，医生可以了解前列腺的大小、形态、质地硬度、对称性、中间沟深度、表面光滑程度等情况，以及有无压痛或结节，腺体的活动性如何，边界是否清楚，精囊能否触及。还可以了解直肠内有无异常肿块，肛门括约肌张力如何，有无合并痔、直肠脱垂等，并可以诊断或排除直肠癌，所以直肠指诊也是胃肠外科和肛肠外科的重要检查。

直肠指诊在诊断慢性前列腺炎、前列腺增生以及前列腺癌中均具有重要的意义。

🏥 怎样做直肠指诊

直肠指诊（DRE）就是医生将食指（也称示指）伸进患者的肛门，直接触及前列腺，进行触诊。是一种无创、简便易行却非常重要的临床检查方法，不需任何辅助设备。

方法：患者采用胸膝位或站立弯腰体位。检查者右手戴消毒手套，在食指和患者肛门外部都涂上足够的润滑剂

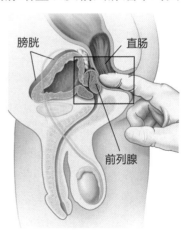

膀胱　　　　直肠

前列腺

直肠指诊示意图

（一般常用液体石蜡油），先轻柔按摩肛周片刻，缓解患者的紧张情绪，并嘱咐患者张口呼吸，全身放松，使肛门括约肌松弛，然后将右手食指缓慢地插入肛门，伸入直肠内，触诊整个直肠和前列腺。以了解前列腺的大小、形态、质地、有无结节、压痛，中间沟是否变浅或消失等。

常根据情况采用以下三种体位：

1. 胸膝位适用于男性患者，最常用于前列腺、精囊及内镜的检查。
2. 左侧卧位适用于病重、年老体弱或女性患者。
3. 仰卧位适用于重症体弱患者、有腹腔疾患或不便于改换体位者。

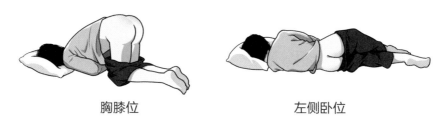

胸膝位　　　　　　　　　　　　左侧卧位

☎ 直肠指诊的作用是什么

直肠指诊在诊断慢性前列腺炎、前列腺增生以及前列腺癌中均具有重要的意义。

正常的前列腺触诊，大小形态像一颗中等大小的栗子，质地韧（硬度如鼻尖）、有弹性，能触及中间沟，表面光滑，略能推动。

慢性前列腺炎时前列腺常稍硬（有些患者以往进行过前列腺内部药物注射治疗，前列腺硬度会明显增加），表面可不规则，无触痛或触痛轻微，形态稍大或稍小或两侧叶不对称。

典型的良性前列腺增生，指诊可发现腺体增大，表面光滑，质地柔韧、有弹性，边缘清楚，中间沟变浅或消失。

前列腺癌的指诊表现为腺体不对称增大、结节坚硬如石、高低不平、中央沟消失、腺体固定。直肠指诊是无创检查，且不增加患者的经济负担，是诊断前列腺癌的简单有效的检查手段。

此外，医生指诊时发现前列腺增大，还可能是一些较为少见的前列腺疾病，如前列腺化脓性感染、前列腺结核、前列腺结石等。需要说明的是，直肠指诊的结果可以帮助诊断，但检查的准确度不高，不能因此确诊，要明确诊断还应进行其他相应的辅助检查。

超声检查

☎ 经腹部超声 VS 经直肠超声

　　前面介绍了直肠指诊，这项检查十分方便，患者没有任何痛苦，缺点就是检查的准确度不高。要精确地测量前列腺大小，最常用的测量方法是超声检查，它可以准确地计算出前列腺的体积。前列腺的超声检查有两种方式：经腹部超声检查和经直肠超声检查。

　　经腹部超声检查，途径简单方便，应用广泛。但是由于腹壁肌肉、肠道的影响，不能清楚地采集前列腺的回声，所成的前列腺图像不清晰，因此对判断前列腺结节不具有优势。而且由于角度的偏斜，也会在一定程度上影响前列腺上下径和前后径测量的准确度。

　　经直肠超声检查（TRUS），是将检查探头伸入直肠，由于解剖上前列腺同直肠相邻，因此可以紧贴在前列腺表面检查。所成的图像清晰，测量准确，能够更清楚地展现前列腺及其内部的结节的超声影像，提高检查的准确度，从而帮助疾病的诊断。但这种方法操作较复杂，患者会有一定程度的不适感。

☎ 超声检查的作用

　　超声检查是诊断前列腺疾病的常用检查。在膀胱充盈的条件下，超声检查可以观察到前列腺的形态、结构，测定其体积和重量、突入膀胱的程度、有无异常回声结节以及测定残余尿量等。另外，医生通常还会根据情况建议进行双侧肾脏、输尿管和膀胱的检查。因为中老年男性常伴有肾脏囊肿、结石等常见疾病，而且这些检查可以了解前列腺增生是否伴有肾脏积水、膀胱结石、膀胱憩室等。

☎ 前列腺大小的测量

　　正常的前列腺，经超声检查测量的左右、上下和前后三径分别约为 4cm、3cm 和 2cm。根据这三径就可以用公式计算出前列腺的体积和重量，前列腺体积 =0.52×（前列腺三径的乘积），体积的单位是毫升（ml）。如果再乘以前列腺组织的比重 1.05，就可以得到前列腺的重量，前列腺重量 =0.546×（前列腺三径的乘积），单位是克（g）。

上面的前列腺体积计算公式为球的体积计算公式。由于随着前列腺体积的增大，其外形逐渐接近于球体，因此，对体积增大的前列腺，测得的体积和重量也就更加准确。

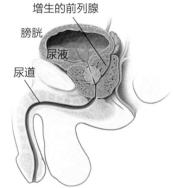

增生的前列腺
膀胱
尿液
尿道

膀胱残余尿

🏥 残余尿测定

膀胱残余尿量为排尿后存留在膀胱内的尿液量。"残余尿测定"是前列腺增生诊断和治疗效果评价的重要参考指标。常用的方法有超声测定法、导尿法、膀胱镜法。

导尿法虽然比较准确，但经尿道插管会给病人带来痛苦，还有发生尿路感染的可能。因此，现在广泛采用经腹部或直肠超声来测定残余尿，不仅能避免上述弊端，而且准确率也比较高。

但需要说明的是，残余尿量的多少受多种因素影响，每次测定时变化较大。因此，发现自己有残余尿后，应注意动态的随访，最好每隔几个月做一次超声检查，如果残余尿越来越多，就需要在医生的指导下进行治疗。

☎ 泌尿系统超声检查的注意事项

泌尿系统的超声检查包括肾脏、输尿管、膀胱、前列腺检查。

1. 不需要空腹，可以在检查前正常饮食。

2. 检查前列腺时需要膀胱内有一定量的尿液，但不需要太多，在有想要排尿的感觉时检查即可。一般可以在检查前先喝 500ml 左右的纯净水，然后憋尿。

3. 经直肠超声检查前列腺时，患者需要胸膝位（与直肠指诊时相同）。

4. 如果需要测残余尿，要在排尿后立即回到超声检查室测量。

◀◀ 尿道膀胱镜检查 ▶▶

膀胱镜是一根比导尿管稍粗一点的管子，前方带有一个小摄像头。

尿道膀胱镜检查，就是将膀胱镜通过尿道口送入膀胱内部进行观察。检查时，一般会做局部黏膜麻醉或是事先口服止痛药。镜子刚进去时患者会有疼痛，检查过程中会有不适感，但都能够忍受。需要说明，尿道膀胱镜检查是有创检查，通常在检查后数天内，可能出现尿频、尿急、尿痛等症状。部分患者还可出现不同程度的血尿，多为术中黏膜损伤出血，一般3~5日后即止。

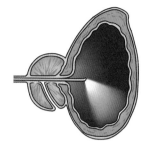

膀胱镜检查示意图

在检查后一般需口服抗生素预防感染。不同医院检查方法不完全相同，可以向就诊医院的医生咨询。部分前列腺增生患者需要做尿道膀胱镜检查，视具体情况而定。尿道膀胱镜检查可以了解以下情况：

1. 前列腺增大所致的尿道或膀胱颈部梗阻的特点。
2. 是否有膀胱颈部抬高导致的梗阻。
3. 有无膀胱结石、膀胱憩室或膀胱小梁形成。
4. 有无并发膀胱肿瘤。
5. 评估测定残余尿量。
6. 是否有尿道狭窄存在以及狭窄部位和程度。

尿流率检查

为什么要做"尿流率"检查

尿流率是指在一次排尿过程中，单位时间内排出的尿液量。测定单位时间自尿道外口排出的尿液量，称作尿流率测定，单位是毫升每秒（ml/s），是下尿路尿流动力学检查的基本项目之一。尿流率的变化能够基本反应膀胱逼尿肌收缩功能以及膀胱颈或尿道出口是否有痉挛、狭窄或阻塞等情况。前列腺增生的患者，由于下尿路梗阻，尿流阻力增加，因而影响尿流率，具体影响可以通过尿流率曲线反映出来。尿流率检查对早期前列腺增生有很好的诊断价值。

尿流率检查的作用

尿流率测定操作简便、无创伤性，容易被患者接受。一般可获得最大尿流率、平均尿流率、排尿时间及尿量等几项指标，其中最大尿流率是最重要的诊断指标。一般 50 岁以上男性，最大尿流率（Qmax）≥20ml/s 即属正常；10~20ml/s 者可能有梗阻；<10ml/s 者，基本可认为有梗阻存在。大家需要注意，不同医院采用的参考值标准可能存在细微差异。

☎ 尿流率检查的注意事项

尿流率检查测得的最大尿流率受到多种因素的影响，如尿量、逼尿肌功能、尿道阻力、年龄、精神因素、个体差异等。受尿量干扰最大，排尿量在 150~200ml 时进行检查较为准确，同时注意检查中尽量避免排尿中断，重复检查能增加结果的可靠性。最大尿流率与尿道阻力呈负相关，但最大尿流率下降不能区分是膀胱出口梗阻还是膀胱逼尿肌收缩功能障碍，必要时需进行尿动力学检查。

◀◀ PSA 检查 ▶▶

☎ 什么是PSA

PSA 是前列腺特异性抗原的英文缩写，是一种单链糖蛋白，主要由前列腺上皮细胞产生，因具有前列腺组织特异性而得名。它是一种能够帮助凝固的精液恢复液体状态的酶类，与男性生育力有关。

世界著名泌尿外科专家 William J. Catalona 教授率先发现 PSA 检测可以用于前列腺癌的一线筛查。他在 St. Louis（圣路易斯，美国密苏里州东部城市）进行的

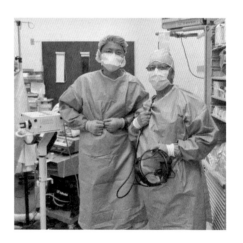

主编王志华教授与导师 Catalona 教授在美国西北大学纪念医院手术室

一项 36 000 人的普查研究使得 PSA 检测和游离 PSA（fPSA）检测通过了美国食品药品监督管理局（FDA）认证。

☎ 为什么要查 PSA

血清 PSA 是目前公认的前列腺癌的特异性标志物，可用于前列腺癌的筛查和早期诊断。

正常情况下，前列腺上皮细胞的下面有一层致密的基底膜，基底膜就像一面"高墙"将上皮细胞与血液分开。因此，几乎所有的 PSA 只能通过导管进入精液，而不能进入血液。所以，正常男性血清 PSA 浓度很低，而精液中 PSA 浓度约为血清 PSA 浓度的 100 万倍。

当患有前列腺疾病时，基底膜就会受到不同程度的破坏，特别是发生前列腺癌时，癌细胞的异常生长会使基底膜遭受严重破坏，使 PSA 通过这种"异常途径"进入血液。因前列腺管腔内 PSA 浓度远远高出血液，从而造成血清 PSA 水平的大幅度升高。前列腺增生的患者，做 PSA 检测主要是筛查有无并发前列腺肿瘤。PSA 检查很方便，只需抽取 2 ml 血液，检查前无需空腹，吃饭、喝水并不会影响检查的结果。

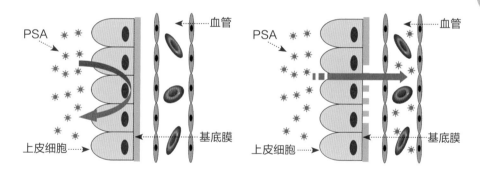

☎ PSA 正常值

正常情况下，PSA 无法直接进入血液，因此，正常男性血清 PSA 浓度很低。一般认为，血清 PSA 的正常值为（0~4）ng/ml，各医院依据自己的检查仪器标准、所用的试剂不同，可能有细微的差异。

当血清 PSA（tPSA）>10ng/ml 时，应高度怀疑前列腺癌，当提高警惕，及时到泌尿外科医生处就诊。当 tPSA 介于 4~10ng/ml 时，发生前列腺癌的可能性约为 25%（欧美国家）。临床上将 4~10ng/ml 称为 PSA 的灰区，是指当 PSA 在这一范围内时，很难判断患者是否有可能患有前列腺癌。此时，推荐参考 PSA 相关变数：游离 PSA（fPSA），PSA 密度（PSAD），

PSA 速率（PSAV）。这些参数由于相对复杂，此处不做详细介绍。

☎ 什么是游离 PSA

PSA 作为一种蛋白质在血液中可以与血浆蛋白结合而存在，也可以不与血浆蛋白结合而游离存在。这部分游离存在的 PSA 即游离 PSA，表示为 fPSA。与血浆蛋白结合而存在的 PSA 称为复合 PSA，表示为 cPSA。在血液中的 PSA 是游离 PSA 与复合 PSA 的总和，也称为总 PSA，以 tPSA 表示。

检查时，一般同时检测 tPSA 和 fPSA。检查结果通常包括 tPSA 值、fPSA 值以及 fPSA 与 tPSA 的比值（fPSA/tPSA）。

多数研究表明 fPSA 能有效提高 tPSA 水平处于灰区的前列腺癌检出率。当血清 tPSA 介于 4~10ng/ml 时，fPSA 水平与前列腺癌的发生率呈负相关，也就是比值越小，该患者发生前列腺癌的可能性越高。国内推荐 fPSA/tPSA>0.16 为正常参考值。

☎ 影响 PSA 的因素

PSA 是目前筛查前列腺癌的主要手段，但 PSA 值会受到众多因素的影响。进行 PSA 检测时，要注意排除这些因素的干扰，以获取尽可能准确的 PSA 值。

1. 不同检测方法，检查仪器标准、所用的试剂不同 结果可能有细微的差异。

2. 药物影响 有些药物会影响 PSA 值，如 5α- 还原酶抑制剂类，检查前要告知医生。

3. 机械因素 直肠指诊、前列腺按摩、膀胱镜检查、导尿操作、经直肠超声检查、前列腺穿刺、急性尿潴留、严重便秘、射精等，可使 PSA 值一过性升高。

4. 前列腺其他疾病 急性前列腺炎、前列腺增生时，PSA 值也会异常升高。

☎ 某些药物会降低 PSA 值

有相当一部分前列腺癌患者或高危人群可能同时存在前列腺增生，并服用 5α- 还原酶抑制剂类药物。有调查表明，使用这类药物半年即可使 PSA 水平减少约 50%，服用超过 1 年的男性，需要使用校正系数来判断 PSA 值是否在正常范围内。因此，判断个体 PSA 值是否正常时，应考虑长期服用此类药物的影响。虽然这类药可降低 PSA，但对于 PSA 异常的患者，切不可依靠此方法来降低 PSA，这是因为，虽然服用这类药物可使 PSA 降低，但前列腺癌仍然存在而且在进展，万万不可"掩耳盗铃"！

☎ PSA 检查的时机

如上所述，血清 PSA 值受到很多因素的影响，因此为取得相对准确的结果，应掌握好 PSA 检查的时机。

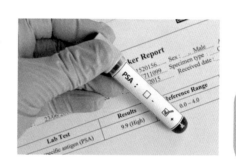

PSA 检查应在射精 24 小时后，膀胱镜检查、导尿等操作 48 小时后，前列腺的直肠指诊、前列腺按摩 1 周后，前列腺穿刺 1 个月后进行。PSA 检测时应无急性前列腺炎、尿潴留等疾病。发热也会对 PSA 值造成影响。如果近期出现以上情况，应向医生说明，选择合适的时机，再进行 PSA 检查。

☎ PSA 不正常该怎么办

如前面所述，PSA 检查受很多因素的影响，因此检查的误差是客观存在的。任何检查都会出现误差，结合其他临床信息综合判断以及重复检查可以降低误差对诊断治疗的影响。

在很多情况下，血清 PSA 值都会有不同程度的升高。血清 PSA 也与年龄和前列腺体积有关，随年龄增长和前列腺体积的增加而增高。前列腺癌引起的 PSA 升高是持久性的，且随着肿瘤的发展而持续不断地升高。对于偶尔一次的 PSA 异常，不要过于惊慌；如果是已经确诊前列腺癌且正在接受内分泌治疗的患者，可在短期内复查以获取相对准确的结果。一般而言，如果排除上述干扰因素，连续 3 次检查血清 PSA 都有升高，特别是 B 超检查发现前列腺内有异常结节，应高度警惕，及时到泌尿外科医生处就诊，进行前列腺磁共振成像检查和前列腺穿刺活检，以进一步明确是否患有前列腺癌。

☎ PSA 升高一定是前列腺癌吗

通常来讲，前列腺癌患者会出现 PSA 的升高，但并不是所有 PSA 升高的患者都是前列腺癌。如上所述，许多良性疾病和某些操作都会影响血清 PSA 值。

慢性前列腺炎可致游离 PSA（fPSA）升高，急性前列腺炎同样会使 PSA 异常升高，其他比如高热、直肠指诊甚至性生活等都会造成 PSA 升高，因此进行 PSA 检查时要注意近期有无上述因素的影响。

有些前列腺增生的患者也会出现 PSA 升高，但是，前列腺增生造成的 PSA 升高大多不会超过 10ng/ml，且 fPSA 较高。但当 PSA 水平在 4~10ng/ml（灰区）时，难以根据 PSA 水平来区分前列腺增生和前列腺癌。fPSA 浓度在癌症患者中要低于良性增生患者。目前广泛使用 fPSA/tPSA 比值来辅助鉴别前列腺癌和良性增生，其参考值为 0.16，比值 <0.16 则患前列腺癌的可能性高。

所以，PSA 不正常时不要过分紧张，更不必"谈癌色变"。应及时向医生咨询，明确有无导致 PSA 升高的其他良性疾病或干扰因素存在。

短期内复查，如果 3 次以上的 PSA 结果都异常，应进一步检查，万不可掉以轻心！

☎ 需要定期检查 PSA 吗

美国泌尿外科学会（AUA）和美国临床肿瘤学会（ASCO）建议 50 岁以上男性每年应接受例行直肠指诊（DRE）和 PSA 检查。对于有前列腺癌家族史的男性人群，应该从 45 岁开始进行每年 1 次的检查。

中国专家共识是对 50 岁以上有下尿路症状的男性常规进行 PSA 和 DRE 检查，对于有前列腺癌家族史的男性人群，应该从 45 岁开始定期检查、随访。对 DRE 异常、影像学异常或有临床征象（如骨痛、骨折等）等的男性应进行 PSA 检查。

定期检查 PSA 可早期发现前列腺癌，提高前列腺癌根治的几率。在我国，前列腺癌发现时大多属于晚期，关键在于人们没有重视早期筛查。前列腺癌患者，PSA 水平会逐年升高，定期检查 PSA，可在出现临床症状前就发现 PSA 异常，提示人们进一步检查，从而较早地发现前列腺癌。

前列腺穿刺活检

为什么要做前列腺穿刺

降低前列腺癌（PCa）的病死率，关键在于早期发现和早期诊断。前列腺系统性穿刺活检是目前临床上确诊 PCa 最可靠的检查。直肠指诊发现前列腺结节或 PSA 异常的患者，只有通过前列腺穿刺取得组织标本，才能得到病理检查结果，包括前列腺癌的分化程度以及评分等，这是确诊前列腺癌必需的步骤。

前列腺穿刺活检的时机

是否需要做前列腺穿刺活检由直肠指诊、PSA、经直肠超声（TRUS）、磁共振（MRI）等综合情况决定。

前列腺穿刺出血可能会影响影像学临床分期，所以穿刺活检应该在 MRI 检查之后进行。国内权威机构颁布了前列腺穿刺活检的指征，也就是存在以下任何一种情况时，就应该进行穿刺活检：

1. 直肠指诊发现前列腺结节，任何 PSA 值。
2. B 超、CT 或 MRI 发现异常影像，任何 PSA 值。
3. PSA>10ng/ml，任何 fPSA/t PSA（比值）和 PSAD（PSA 密度）值。
4. PSA 4~10ng/ml，fPSA/t PSA 异常或 PSAD 值异常。

对于 PSA 4~10ng/ml 的患者，如 fPSA/t PSA、PSAD 值、影像学正常，应严密随访。

如果只是偶尔一次的 PSA 异常，可以在短期内复查，如果复查结果仍然较高，就要积极对待了，万万不可存在侥幸心理！

怎么做前列腺穿刺

前列腺穿刺活检的方法很多。按穿刺方法可分为超声引导穿刺和非超声引导盲穿活检。也可按穿刺途径分为经会阴穿刺和经直肠穿刺。目前广泛采用的是经直肠超声（TRUS）引导下的前列腺系统性穿刺活检。因为使用活检枪取材，所以有人将其称为缉拿前列腺癌的"神枪手"。

检查时，患者体位与 TRUS 相同，检查者将超声探头从肛门插入，先进行经直肠超声检查，然后在超声图像指引下做系统性穿刺，用穿刺针活检取材。目前穿刺针数有 6 针、10 针、12 针、13 针等方法。检查过程中，患者需要放松肛门括约肌，配合医生的操作。

经会阴穿刺时，患者取截石位或胸膝位，医生在 TRUS 引导下完成穿刺，其并发症比经直肠途径要少。有专家建议，虽然经直肠途径简便、经济、容易操作，但经会阴穿刺仍值得在临床进一步推广，不仅是需要重复穿刺的患者，也包括所有有穿刺指征的患者。

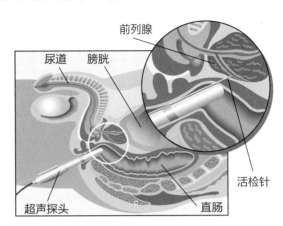

前列腺
尿道　膀胱
活检针
超声探头　直肠

经直肠前列腺穿刺活检示意图

☎ 前列腺穿刺要打麻药吗

一般情况下，国内医院在进行经直肠前列腺穿刺时不做麻醉处理，但经会阴途径穿刺需要局部浸润麻醉。

穿刺活检引起的不适包括两部分，一是将超声探头及穿刺枪置入直肠引起的不适，和直肠指诊时相似，大多可以忍受；二是穿刺针经过直肠壁刺入前列腺引起的不适。因为穿刺针较细，且进针迅速，瞬间完成，所以在患者平静、放松的情况下产生的痛苦较小，一般可以忍受。少数病人在穿刺后仍然会感觉有局部疼痛，可以口服止痛药治疗。

有些医院采用肛门两侧的阻滞麻醉，直肠内注入麻醉凝胶等，但效果并不理想。

☎ 穿刺前准备

前列腺穿刺前需要做好相应的准备，一般包括：

1. 常规进行血常规、尿常规、便常规、凝血功能及肝肾功能检查。要排除贫血、血小板减少、出血倾向等穿刺的禁忌证。

2. 服用阿司匹林等药物会影响凝血功能，须停药 1 周以上，避免大出血。

3. 老年患者需要检查心电图。

4. 在穿刺前 3 天连续口服抗生素预防穿刺后感染。直肠内以大肠埃希菌和厌氧菌为主，因此，常选用敏感抗生素服用，如环丙沙星、左氧氟沙星等。

5. 穿刺前夜，患者应晚饭后禁食，并服泻药排空大便，做好肠道准备。

6. 对患者及家属进行相关健康教育，并签署知情同意书。

☎ 穿刺后的注意事项

有条件的医院通常会安排患者住院进行前列腺穿刺活检。

完成穿刺检查后，应注意以下事项：

1. 术后平卧 4~6 小时，每隔 1 小时测量心率及血压，连续 3 次。

2. 避免用力排便、排尿等，预防出血。如有血尿、血便等情况，应及时向医生反映。

3. 下床活动后避免剧烈运动，预防出血。

4. 积极预防感染，注意体温的变化，如有发热，应及时处理。

5. 穿刺后一般可正常饮食，不必禁食、禁水等。

6. 穿刺结束后，通常会在直肠内留置几个消毒棉球，可在数小时内排出。

☎ 前列腺穿刺的并发症

前列腺穿刺是一种有创性检查，可能会发生以下并发症：

1. 出血　表现为血尿、血便、血精等。前列腺血供非常丰富，穿刺后容易出血，甚至出现大量出血等危险。

2. 感染　由于直肠是污染器官，经直肠穿刺可能发生菌血症，重者可引起败血症、脓毒血症，危及生命。部分患者可出现尿路感染，极少数患者出现肛周感染，甚至出现脓肿等，应及时处理。

3. 疼痛　穿刺后有可能出现会阴部疼痛不适，一般能够忍受，少数需服用止痛药。

4. 部分患者会出现排尿困难，甚至急性尿潴留。这是由于前列腺充血水肿，压迫后尿道，引起排尿困难，可服用 α 受体阻滞剂治疗，如坦索罗辛（哈乐）、坦洛新（齐索）、特拉唑嗪（高特灵）等，通常会在短期内好转，尿潴留者需留置导尿管。

☎ 穿刺会导致肿瘤扩散吗

很多患者和家属存有这样的疑虑。其实，前列腺穿刺不会导致肿瘤扩散或肿瘤快速生长。前列腺癌是一种生长缓慢的肿瘤，通常在穿刺几天后，就会得到病理结果而确诊，进而采取及时的治疗。国内外每年都会有大量的穿刺病例，尚未发现有患者因穿刺而导致肿瘤扩散或快速生长。

☎ 何时需要重复穿刺

前列腺穿刺有假阴性的可能。所谓"假阴性"，就是由于穿刺的针数有限，或者肿瘤体积较小，没有穿到本来存在的肿瘤灶，虽然结果是阴性的，但是患者仍然患有肿瘤。因此，如果 PSA 等异常，虽穿刺结果为阴性，但不能认为"警报"完全解除，要严密随访，必要时需重复穿刺。

第一次前列腺穿刺阴性结果，存在以下情况需要重复穿刺。

1. 第一次穿刺病理发现非典型增生或高级别 PIN（前列腺上皮内瘤变）。

2. PSA>10ng/ml，任何 f PSA /t PSA 比值或 PSAD（PSA 密度）。

3. PSA 4~10ng/ml，复查 f PSA /t PSA 比值或 PSAD 值异常，或直肠指检或影像学异常。

4. PSA 4~10ng/ml，复查 f PSA /t PSA 比值、PSAD、直肠指检、影像学均正常。严密随访，每 3 个月复查 PSA。如 PSA 连续 2 次 >10ng/ml 或 PSAV（PSA 速率）>0.75ng/（ml·年），应再穿刺。

重复穿刺的时机：2 次穿刺间隔时间尚有争议，目前多为 1~3 个月。

重复穿刺次数：对 2 次穿刺阴性结果，属上述 1~4 情况者，推荐进行 2 次以上穿刺。但 3 次以上穿刺应慎重。

◀◀ CT 和磁共振成像 ▶▶

对于前列腺癌的诊断，哪一个更好？

计算机断层扫描（CT）对于早期前列腺癌诊断的敏感性低于磁共振（MRI）。MRI 是目前公认的诊断前列腺癌最好的影像检查方法。

多参数磁共振成像（Mp-MRI）结合人体解剖结构和和功能信息在前列腺癌的检测、定位和病变特征诊断分析中优势明显，尤其是不同成像技术的综合应用提高了前列腺癌的诊断、分期和检测准确性。MRI检查可以显示前列腺包膜的完整性、肿瘤是否侵犯前列腺周围组织及器官，还可以显示盆腔淋巴结受侵犯的情况及骨转移的病灶。基于Mp-MRI的PI-RADS分类评分系统在前列腺癌的诊断中具有重要意义。

但是，最终明确诊断还需要通过前列腺穿刺活检获得组织学诊断。

◀◀ 同位素骨扫描 ▶▶

📠 什么是同位素骨扫描

全身核素骨显像检查（ECT）通常简称为同位素骨扫描。

方法：检查时，医生会向患者的静脉内注射一种液体，其中含有放射性核素，这些核素会随着血流进入到身体的各个部分。检查使用的放射性元素比较特殊，它们能够充分地进入骨骼。几个小时后，核素已经均匀地分部在骨骼之中，而血液里剩下的核素则经肾脏排出体外。此时，患者要接受一次拍片检查，在特殊的拍片仪器下，核素的放射性使底片显影。因此，就可以看到全身骨骼的清晰轮廓。

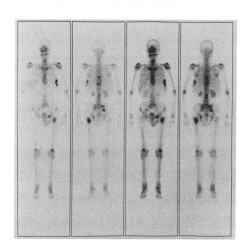

ECT显示的骨转移灶（图中黑色部分）

当前列腺癌发生骨转移时，转移病灶的血供便会增加、血流速度加快，细胞活动也会更加旺盛，也就会吸收更多的放射性元素。因此，在摄片时会显示密度过度积聚。

ECT检查在前列腺癌的诊疗过程中具有重要的作用，而且这项检查对人体的损害很小。如有必要，可以放心地进行此项检查。

同位素骨扫描对前列腺癌诊断有什么意义

前列腺癌最常见的远处转移部位是骨骼。ECT 对早期的骨骼变化非常敏感，可比常规 X 线片提前 3~6 个月发现骨转移灶。一旦前列腺癌诊断成立，不论病情早晚，都建议进行 ECT 检查（特别是在 PSA>20ng/ml，Gleason 评分 >7 时），扫描结果不仅有助于判断前列腺癌准确的临床分期，而且可以指导治疗方式的选择。

一般来讲，PSA<20ng/ml 的前列腺癌患者发生骨转移的机会较少，但是，近几年发现部分患者的 PSA 较低，但是骨扫描或其他检查发现骨转移病灶。因此，对于确诊的前列腺癌患者都建议进行骨扫描检查，尤其是打算接受前列腺癌根治性切除的患者，在术前进行骨扫描非常必要，如果发现已经有骨转移，可能要放弃前列腺癌根治术，采取其他适合的治疗方案，减少患者的痛苦。

骨扫描的准确性高吗

ECT 是目前诊断肿瘤骨转移的主要方法，具有很高的灵敏度，是发现早期骨转移的最佳影像学检查，能较早发现骨转移病灶。一般认为，ECT 能较 X 线检查早 3~6 个月，甚至早 18 个月发现骨转移病灶。但 ECT 的特异性有待提高，结果显示单个病灶、甚至两个病灶的，需排除骨的良性病变。一旦发现可疑病灶，应对可疑部位进行 X 线、CT 或者 MRI 等影像学检查，进一步明确诊断。

对于以成骨性破坏为主的患者，骨扫描敏感度很高，而对于破骨性病灶为主的患者，骨扫描并不能发现。但是前列腺癌绝大多数是成骨性的骨转移灶，因此多数能早期发现，对于骨扫描阴性的接受内分泌治疗的中晚期患者，需要定期随访，以及时发现疾病的进展情况。

专 家 点 评

前列腺是男性特有的器官，在男性一生中扮演了重要角色。前列腺疾病是男性朋友的常见病，与男性健康密切相关。本篇从前列腺的基础医学知识、相关症状及临床常用检查方面做了系统详尽的介绍，内容科学严谨，比喻简单形象，语言通俗易懂。

「男」言之隐——前列腺疾病的防与治

第二篇

前列腺炎

通过第一篇的阅读，大家应该对前列腺及相关疾病有了整体的印象。

本篇要给大家介绍的是一种年轻人也会得的前列腺疾病——前列腺炎。前列腺炎是成年男性泌尿系统的常见疾病，在泌尿外科门诊，约有 1/3 的年轻男性患者最终被诊断为前列腺炎，应当引起大家足够的重视。那么什么是前列腺炎？如何诊断、治疗和预防呢？接下来我们会向大家详细介绍。

01 你了解前列腺炎吗

➡ 什么是前列腺炎

➡ 前列腺炎怎么分类

➡ 前列腺炎为什么"钟爱"年轻人

➡ 吸烟、饮酒容易诱发前列腺炎

➡ 手淫会引起前列腺炎吗

➡ 前列腺炎是不是性病，会传染吗

有一个来自意大利医生的"小段子"：蒙古的铁骑曾席卷亚欧两大洲，但是没有打到意大利。有意大利大夫说，蒙古铁骑抵达布达佩斯后，年轻力壮的小伙子普遍出现尿频、尿急。据分析，由于长年累月在马鞍上生活，加上军旅严酷单一的限制，骑兵们大多患上了前列腺炎。因为没能解决这个问题，蒙古军无奈退兵。虽然其可靠性有待考证，但可以看出前列腺炎虽小，但对生活质量的影响可不小。

什么是前列腺炎

前列腺炎是前列腺炎症疾病的总称，是指前列腺受到病原体感染和(或)某些非感染因素刺激，而出现的骨盆区域疼痛或不适、排尿异常、性功能障碍等临床综合征。

前列腺炎是成年男性的常见疾病之一，有资料显示，约有50%的男性在一生中的某个时期会受到前列腺炎的影响。各个年龄段的成年男性都可能患前列腺炎，但50岁以下患病率较高，可以说前列腺炎比较"钟爱"年轻人。

🏥 前列腺炎怎么分类

前列腺炎分类的方法有很多，常见的有以下几种：

1. 根据发病过程和临床表现，分为急性前列腺炎和慢性前列腺炎。

2. 根据致病菌不同，可以分为细菌性前列腺炎、非细菌性前列腺炎、淋菌性前列腺炎、真菌性前列腺炎和滴虫性前列腺炎等。

3. 根据前列腺的病理变化，可分为特异性前列腺炎与非特异性前列腺炎。

4. 以"四杯法"为基础的传统分类　分为急性细菌性前列腺炎、慢性细菌性前列腺炎、慢性非细菌性前列腺炎和前列腺痛。

5. 1995 年，美国国立卫生研究院（NIH）结合大量的临床资料和基础研究结论，提出了新的分类方法，将前列腺炎分为 4 个类型，目前被临床医生广泛接受。

Ⅰ型：相当于传统分类中的急性细菌性前列腺炎。

Ⅱ型：相当于传统分类中的慢性细菌性前列腺炎。

Ⅲ型：慢性前列腺炎 / 慢性骨盆疼痛综合征（CP/CPPS），是最常见的类型。相当于传统分类中的慢性非细菌性前列腺炎和前列腺痛。又分为ⅢA（炎症性 CPPS）和ⅢB（非炎症性 CPPS）2 种亚型，各占 50% 左右。

Ⅳ型：无症状性前列腺炎。

🏥 前列腺炎为什么"钟爱"年轻人

前列腺是男性最大的附属性腺。青壮年时期，是急、慢性前列腺炎的高发期，原因主要有两个方面。一方面，青壮年时期是男性性功能旺盛期，性活动频繁，性兴奋的反复刺激容易导致前列腺反复充血，诱发炎症；另一方面，青壮年时期也是前列腺分泌最旺盛的时期，为细菌的生长繁殖提供了良好的条件。如果再加上不注意个人卫生、机体抵抗力低下或其他邻近部位（如尿道）发生感染，病原体就可以进入前列腺，导致急、慢性炎症。

🔟 吸烟、饮酒容易诱发前列腺炎

大家都知道，吸烟所产生的烟雾中含有大量有害成分，主要有尼古丁、焦油、亚硝胺类、一氧化碳等，可以直接毒害前列腺组织，还会使机体的免疫功能降低。长期吸烟的人，机体免疫力降低，更容易受到致病微生物的侵害，前列腺可能是众多受害器官之一。另外，慢性前列腺炎病程长，容易复发，治疗起来比较困难，对吸烟者来说，由于自身的免疫力已经受到了破坏，就更容易引起慢性炎症的急性发作和反复发作。

酒精能加快血液循环，扩张血管，促使前列腺充血。急性前列腺炎时，酒精可能会使炎症扩散，引起其他的连锁反应，所以要绝对忌酒。此外，大量饮酒会损害人体的防御机能，使细菌、病毒及其他微生物容易入侵，大大增加了感染和旧病复发的机会，因此慢性前列腺炎患者也尽量不要饮酒。

前列腺内部的血流速度相对较慢，前列腺充血将进一步减慢血流速度，使血液淤积，有利于致病微生物"定居"。同时，血流速度慢会使前列腺局部温度升高，为致病微生物的生长繁殖提供了一个理想的"温床"。因此，前列腺充血是发生前列腺炎的一个重要原因。

🔟 手淫会引起前列腺炎吗

青春期以后，男性开始性发育，并达到性成熟，手淫是一种非常常见的现象。

手淫是标准性行为的一种，本身并不存在问题。未婚男性每月手淫1~2次，可以解除心理上的压抑或生理上得到满足，并不影响健康。对于长期分居的夫妻，手淫不但可以缓解性压力，还可避免婚外性关系的发生。因此，适度手淫并无弊端。

但是，过于频繁的手淫会使生殖器官经常处于充血状态，引起会阴部位不适，而且充血状态有利于细菌的入侵，引起前列腺炎。但适度手淫有利于前列腺液的排空，并不会产生什么危害，也不会引起前列腺炎。因此，手淫是否会影响前列腺健康，关键是一个"度"的问题。

前列腺炎是不是性病，会传染吗

首先可以告诉大家，绝大多数前列腺炎都不属于性病，不会传染给性伴侣。

性病，全称为"性传播疾病"，是指通过性交行为传染的疾病，主要病变发生在生殖器部位。包括淋病、梅毒、尖锐湿疣、疱疹、软下疳、阴虱等，过去被称为"花柳病"。主要原因是不洁性接触，但也可能通过接触患者的污染衣裤或床上用品、毛巾、浴盆等感染。

前列腺炎的致病菌多数为大肠埃希菌（俗称大肠杆菌），通常不会通过性生活传染给性伴侣。而且，很多慢性前列腺炎患者没有病原体感染，就更谈不上通过性生活传播或性病了。

然而也有例外，少数前列腺炎是由淋球菌、支原体、衣原体、滴虫或真菌感染引起的，临床上称为特异性前列腺炎，应当归入性病范围。它们可能会在性生活时传染给女方，造成各种阴道炎症。因此，这类前列腺炎在治疗早期应避免性生活，女方也应到妇科或皮肤性病科门诊检查，如果女方也有感染，应夫妻同时服药治疗。由于病因明确，而且有针对性的治疗药物，效果都比较理想，疗程一般为 20 天左右。病原体多可被杀灭，病原培养结果大多转为阴性，进行性生活时，也不会被传染。

02 急性前列腺炎

➡ 病因和发病机制
➡ 临床表现
➡ 诊断
➡ 治疗

◀◀ 病因和发病机制 ▶▶

☎ 细菌入侵前列腺的途径

前面提到前列腺炎的分类，其中Ⅰ型和Ⅱ型都主要是由病原体感染引起的。病原体可以通过以下几种途径入侵前列腺：

1. **经尿道逆行感染**　也称上行感染，是最常见的感染途径。导尿或尿道器械检查，可以将细菌带入尿道，再经前列腺导管侵入前列腺，引起前列腺感染。有时感染是由性生活引起的，未采取保护措施的肛交可引起前列腺炎。值得注意的是，近些年淋病发病率在我国提升较快，淋菌性尿道炎也已成为前列腺炎的一个重要病因。此外，性欲亢进或者过度手淫可以引起前列腺反复充血，诱发前列腺炎。前列腺增生、结石可使尿道梗阻，也容易发生前列腺炎。

2. **血行感染**　也称血源性感染。疖、痈、龋齿、扁桃体、呼吸道或者肠道感染灶的细菌，可以经过血液循环侵入前列腺，引起前列腺炎。

3. **尿液反流**　急性膀胱炎、急性尿潴留、急性淋菌性后尿道炎等，感染尿液里的细菌可以经前列腺管反流，侵入前列腺。

4. **直接扩散或经淋巴感染**　比较少见，前列腺邻近器官（如直肠、结肠、膀胱、尿道等）有炎症时，细菌可以通过淋巴管感染前列腺。

☎ 急性前列腺炎的常见病因

急性细菌性前列腺炎（Ⅰ型）主要病因是病原体感染，由于机体抵抗力低下，毒力较强的细菌或其他病原体感染前列腺，并迅速大量生长繁殖，从而引起前列腺炎。大多是血行感染、经尿道逆行感染。最常见的致病菌是大肠埃希菌（也叫大肠杆菌）。其次为假单胞菌、肺炎克雷伯杆菌、变形杆菌、金黄色葡萄球菌等。绝大多数患者是单一病原体感染。

临床表现

☎ 急性前列腺炎有哪些症状

急性细菌性前列腺炎患者的临床表现不完全相同，常见症状包括：

1. 全身症状　急性前列腺炎发病突然，可伴有寒战、高热等全身症状。可有乏力、厌食、恶心、呕吐、全身不适伴关节和肌肉酸痛等表现，甚至败血症。

2. 局部症状　会阴区或耻骨上不适，闷痛、胀痛，久坐或排便时加重。可以引起腰背部酸痛，还可放射到阴茎、阴囊、小腹、大腿或者臀部。

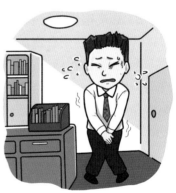

3. 尿路症状　尿频、尿急、尿痛，排尿不畅，尿流变细、分叉或中断，严重时会发生急性尿潴留。

4. 直肠刺激症状　直肠胀满，大便急、排便疼痛，大便时尿道流白。

5. 性功能障碍　可能会出现性欲减退、阳痿、早泄、性交痛、射精痛、血精等。

☎ 常见的并发症

急性细菌性前列腺炎若治疗不及时，容易引起以下并发症：

1. 急性尿潴留　前列腺充血、肿胀，压迫尿道，严重时可造成急

第二篇　前列腺炎

45

性尿潴留。

2. 急性精囊炎、附睾炎及输精管炎　前列腺炎症容易扩散至精囊等邻近组织。

3. 性功能障碍　前列腺充血、水肿或有小脓肿形成，会出现勃起痛、性交痛、射精痛、血精、性欲减退、阳痿等。

4. 前列腺脓肿　炎症局限化脓，形成脓肿。

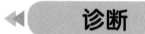

诊断

如何诊断急性前列腺炎

急性细菌性前列腺炎有典型的临床表现和急性感染史，一般不难诊断。主要是根据病史、症状、直肠指诊及血常规、尿常规检查进行诊断。

1. 病史　之前有其他部位的感染灶，如疖、痈等皮肤化脓性感染，龋齿、扁桃体或上呼吸道感染，急性尿道炎，或者有尿道器械操作病史。

2. 症状　突然发病，有寒战、高热、疲乏无力等全身症状，伴有会阴部和耻骨上疼痛，尿频、尿急、尿痛等尿路症状以及直肠刺激症状。

3. 直肠指诊　可发现前列腺肿胀、压痛、局部温度升高，表面光滑，若形成脓肿则有饱满或波动感。急性炎症时不应做前列腺按摩。

4. 实验室检查　血常规检查可见白细胞明显升高，以中性粒细胞升高为主。尿常规检查有大量白细胞，尿液 pH>7。血液和（或）尿细菌培养可以发现致病菌，一般不推荐进行前列腺液检查。

治疗

急性前列腺炎如何治疗

一旦诊断急性细菌性前列腺炎，应积极配合医生治疗。治疗的关键是早期合理使用抗生素，原则是"从严，从快，斩草除根"。同时应注意其他辅助治疗。

1. 卧床休息，保持大便通畅，禁食辛辣刺激性食物，避免饮酒，多饮水。

2. 合理使用抗菌药物　急性前列腺炎一旦诊断，应立即使用抗生素治疗，一般针对常见的致病菌，选用足量、高效的广谱抗生素，先要控制病情发展。

体温较高、症状较重的患者，开始时应该选择静脉给药（俗称打点滴或打针），待发热等症状改善后，改用口服药物。对于轻、中度症状患者，可以口服抗生素治疗。

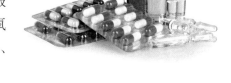

静脉给药推荐广谱青霉素、第三代头孢菌素或氟喹诺酮等，口服药物可以选择氟喹诺酮类（如左氧氟沙星），第三代头孢（如头孢曲松、头孢地尼）。

3. 局部疼痛严重者，可以少量使用解热镇痛抗炎药物，如布洛芬（芬必得）、洛芬待因（思为普）等。

4. 如果发生急性尿潴留，应采用耻骨上膀胱穿刺造瘘引流尿液，或者细管导尿，但留置尿管时间不宜超过 12 小时；有脓肿形成，应切开或穿刺引流。

5. 其他辅助治疗　短期内不要进行前列腺按摩、禁用尿道器械检查；急性炎症期间，禁忌房事；注意预防感冒、避免久坐；可以每天进行阴部热敷或热水坐浴。

📋 自觉症状好转就可以停药吗

经过及时合理治疗，多数患者的症状 2~3 天内就会明显缓解，但并不是已经治愈了。要将前列腺炎"斩草除根"，应该继续坚持服用抗生素，过早地停用药物，可能会使前列腺内部细菌残留，埋下"隐患"，以后很可能再次发作。一旦陷入这样反复发作的局面，前列腺炎就会变得越来越难治，很可能最终转变为慢性细菌性前列腺炎（Ⅱ型）。

📋 怎样判断前列腺炎是否治愈

急性前列腺炎的患者接受正规治疗后，绝大多数可以痊愈，不会留下"后遗症"。临床上前列腺炎治愈的标准有以下几点：

1. 自觉症状消失。

2. 直肠指诊前列腺压痛消失，质地变软或改善。

3. 定位分段尿检查正常。

4. 前列腺液检查白细胞数 <10 个 /HP，细菌培养阴性，并连续检查 3 次以上正常。

有些患者遵医嘱规律治疗一段时间后，自觉症状消失，便停止用药，致使前列腺炎反复发作，甚至转为慢性。这不但会加重病人的精神负担，还会使细菌产生耐药性，治疗更加困难。因此，急性前列腺炎的患者必须马上到正规医院就诊，接受规范治疗，不随意自行停药，以免耽误自己的病情。

03 慢性前列腺炎

→ 病因和发病机制
→ 临床表现
→ 诊断和鉴别诊断
→ 治疗

病因和发病机制

什么是慢性前列腺炎

前面我们向大家介绍了急性前列腺炎,接下来将向大家介绍慢性前列腺炎的诊治问题。

临床上,慢性前列腺炎包括了Ⅱ型(慢性细菌性前列腺炎)和Ⅲ型(包括慢性非细菌性前列腺炎和前列腺痛)。其中Ⅱ型占慢性前列腺炎的 5%~8%,Ⅲ型约占 90% 以上。Ⅱ型和Ⅲ型均表现为慢性病程(症状持续时间超过 3 个月),临床表现相似,诊断方法相关,所以放在一起介绍。

慢性前列腺炎的概念相对复杂,大家可以简单地认为有慢性细菌性前列腺炎和慢性非细菌性前列腺炎两种。

慢性前列腺炎的致病因素

慢性细菌性前列腺炎(Ⅱ型)的病因主要为病原体感染。

Ⅲ型前列腺炎的发病机制还没有明确,病因十分复杂,存在广泛争议,不能用单一理论解释。多数学者认为其主要病因可能是病原体感染、炎症、异常的盆底神经肌肉活动以及免疫、心理、神经内分泌异常等共同作用的结果。

49

简单地说，可能与下面几个因素有关。

1. 前列腺充血 各种原因引起的前列腺
充血，特别是被动充血，是重要的致病因素。
由非感染、非微生物因素导致的长时间充血，
也能引发炎症反应。①会阴部长时间受压迫：
久坐不动，长时间开车、骑自行车等都可使前
列腺充血，其中骑自行车压迫最明显。②性生
活不规律：性生活过频、性交被迫中断、频繁

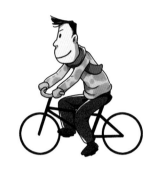

手淫以及性生活过度节制，都会造成前列腺充血。③饮酒：饮酒能使
血管扩张，血流减慢，前列腺滞留更多的血液。④感冒受凉：前列腺
有丰富的肾上腺能受体，受凉后，交感神经兴奋，腺体收缩，使前列
腺内压力增加，妨碍血液排出，形成
郁积性充血。

2. 病原体感染 各种微生物，如
细菌、原虫、真菌、病毒、支原体、
衣原体等都可以成为感染病原，其中
以细菌最为常见。

3. 精神心理因素 慢性前列腺
炎患者约有一半以上伴有不同程度的精神症状，如焦虑、压抑、疑病
症、癔症，甚至自杀倾向。尤其是四处求医、久治不愈的患者，加上
不正确的广告误导，精神痛苦很大，可能会加重病情；两者相互影响，
形成恶性循环。必要时，需要配合抗抑郁、抗焦虑治疗和心理医生疏导。

🔊 常见致病微生物有哪些

慢性细菌性前列腺炎（Ⅱ型）的病因主要为病原体感染，与急性
细菌性前列腺炎（Ⅰ型）不同，此时机体抵抗力较强或（和）病原体毒
力较弱，主要是逆行感染。常见病原体主要是葡萄球菌属，其次是大
肠埃希菌、变形杆菌、肠道球菌、链球菌等。

慢性非细菌性前列腺炎（Ⅲ型）是指由除细菌外的其他病原体引
发的前列腺炎，大多数慢性前列腺炎都属于此类，对于此病的致病原
尚未达成统一意见。可能是沙眼衣原体、支原体、病毒、滴虫、真菌
等感染所致。

临床表现

慢性前列腺炎有哪些症状

慢性细菌性前列腺炎（Ⅱ型）和慢性非细菌性前列腺炎（Ⅲ型）的症状类似。Ⅱ型主要表现为反复发作的下尿路感染，Ⅲ型主要表现为骨盆区域疼痛，对患者影响最大的是射精痛。症状持续时间超过3个月。常见症状主要有：

1. 排尿改变及尿道分泌物 尿频、尿急、尿痛（排尿时尿道不适或烧灼感）和夜尿增多。排尿后或大便后常有白色分泌物自尿道口流出，俗称尿道口"滴白"。合并精囊炎时，可有血精。

2. 疼痛 会阴部、下腹部隐痛不适，有时腰骶部、耻骨上、腹股沟区等也有酸胀感。

3. 性功能障碍 阳痿、早泄、遗精、射精痛等。

4. 精神神经症状 头晕、乏力、失眠、焦虑、抑郁等。

5. 并发症 如虹膜炎、关节炎、神经炎、肌炎、不育等。

慢性前列腺炎症状评分

目前广泛使用的慢性前列腺炎症状评分系统，就是美国国立卫生研究院的慢性前列腺炎症状指数表（NIH—CPSI）。NIH—CPSI主要包括3个部分，分别对慢性前列腺炎引起的疼痛或不适，排尿症状，以及对生活质量的影响进行评估，共有9个问题。具有客观、方便、快速被患者接受等特点，可以为科研和临床工作提供重要参考。

患者根据过去1周的情况，回答以下问题，并记录每题的得分数。

疼痛或不适

1. 在下述部位有过疼痛或不适吗？（有为1分，没有为0分）

    a. 会阴部（肛门与阴囊之间） b. 睾丸

    c. 阴茎头（与排尿无关）   d. 腰部以下，膀胱或耻骨区

2. 是否经历过以下事件？（有为1分，没有为0分）

    a. 排尿时有尿道烧灼感或疼痛

    b. 在性高潮后（射精）或性交期间感到疼痛或不适

3. 上述疼痛或不适经常发生吗？

a. 从不　0 分　　　　　　b. 少数几次　1 分

c. 有时　2 分　　　　　　d. 多数时候　3 分

e. 几乎总是　4 分　　　　f. 总是　5 分

4. 下列哪一个数字最能描述疼痛或不适的"平均程度"？

（"0"表示无疼痛，"10"表示可以想象到的最严重的疼痛，所选的数字即为得分）

0　1　2　3　4　5　6　7　8　9　10

排尿

5. 排尿结束后，是否经常有排尿不尽感？

a. 根本没有　0 分　　　　b. 5 次中不足 1 次　1 分

c. 少于一半次数　2 分　　d. 大约一半次数　3 分

e. 超过一半次数　4 分　　f. 几乎总是　5 分

6. 排尿后不到 2 小时，是否感到又要排尿？

a. 根本没有　0 分　　　　b. 5 次中不足 1 次　1 分

c. 少于一半次数　2 分　　d. 大约一半次数　3 分

e. 超过一半次数　4 分　　e. 几乎总是　5 分

对生活质量的影响

7. 患病后是否影响日常工作？

a. 无影响　0 分　　　　　b. 几乎不　1 分

c. 有时　2 分　　　　　　d. 许多时候　3 分

8. 是否总在考虑着你的症状？

a. 没有　0 分　　　　　　b. 几乎没有　1 分

c. 有些时候　2 分　　　　d. 许多时候　3 分

9. 如果在以后的日常生活中，这些症状一直伴随着你，你的感觉怎么样？

a. 很快乐　0 分　　　　　b. 快乐　1 分

c. 大多数时候满意　2 分　d. 满意和不满意都有　3 分

e. 大多数时候不满意　4 分　f. 不高兴　5 分

g. 难受 6 分

计算得分，自我评估：

问题 1~4 评估疼痛或不适症状，包括疼痛部位、频率和严重程度，总分 0~21 分。

问题 5~6 评估排尿症状，包括排尿不尽感和尿频的程度，总分 0~10 分。

问题 7~9 评估病情对生活质量的影响，总分 0~12 分。

CPSI: 满分 43 分，轻度: 1~14 分；中度: 15~29 分；重度: 30~43 分。

以上自我评估方法，并不是用于判断是否患有慢性前列腺炎，而是已经诊断为前列腺炎的情况下，判断病情严重程度或治疗效果。得分越高，表明病情越严重，得分下降表示病情有所好转或治疗有效。

近些年来，中国泌尿外科工作者也在积极努力地建立适合中国人的慢性前列腺炎症状评分系统，并且进行了有益的尝试，取得了一定的效果。

☎ 慢性前列腺炎会引起前列腺增生吗

很多患者存在这样的误解，认为"慢性前列腺炎久治不愈，会导致前列腺增生"。然而从现代研究来看，两者并不存在必然关系。

前列腺增生是老年男性的常见疾病，关于其发病机制的研究很多，但至今仍未能明确阐述。目前一致公认老龄和有功能的睾丸是前列腺增生发病的两个重要因素，两者缺一不可。有功能的睾丸说明有正常的雄激素分泌，研究表明雄激素和雌激素的协同作用在前列腺增生过程中起重要作用；而慢性前列腺炎并不会影响睾丸的分泌功能及激素的代谢过程，因此不会引起前列腺增生。

临床上确实有一些慢性前列腺炎的患者，又发生了前列腺增生，这主要是因为慢性前列腺炎和前列腺增生都是男性常见病。至今没有任何研究表明慢性前列腺炎的患者比正常人更易患前列腺增生。

☎ 慢性前列腺炎会引起前列腺癌吗

还有一些患者存在这样的误解："慢性前列腺炎治不好，可能会转变为前列腺癌"。我们可以告诉大家，这个结论是毫无依据的。

前列腺癌的病因尚不清楚，可能与种族、遗传、环境、食物、吸烟等因素有关。研究显示，双氢睾酮在前列腺癌发生过程中起重要作用，流行病学研究也认为发生前列腺癌的先决条件是男性、年龄增加和雄激素刺激三要素。

临床上，慢性前列腺炎在青壮年中发病率高，并不影响睾丸分泌雄激素和激素的代谢。流行病学的研究也未能证明慢性前列腺炎与前列腺癌的发生有必然联系。因此，慢性前列腺炎不会导致前列腺癌，至少近期不会直接引起前列腺癌。至于年轻时得过慢性前列腺炎，在年老后前列腺癌的发病率是否比正常人群高，还有待进一步研究。

慢性前列腺炎会影响性功能吗

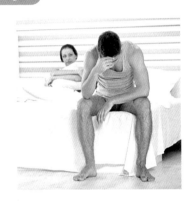

很多患者会存有这样的疑问：慢性前列腺炎到底会不会影响性功能？

关于这个问题，不能一概而论。从理论上讲，慢性前列腺炎并不能直接损害与阴茎勃起有关的神经和血管。但是由于炎症的刺激，局部充血、水肿等，会干扰性活动，实际上有不少患者也确实如此。然而，也有许多"老病号"性功能未受丝毫影响。因此，慢性前列腺炎患者首先不应该在心理上有任何压力。

慢性前列腺炎患者由于平时有尿频、尿急、尿道灼痛、睾丸、阴囊坠痛、小腹及会阴部不适等症状，会在一定程度上影响患者的性兴趣；在性兴奋时，前列腺充血可引起局部疼痛，最剧烈的疼痛常与性高潮（射精）同时发生，或者射精后即刻发生，有些患者在性生活后还会发生前列腺痉挛、疼痛性收缩，以及肛门、阴囊、阴茎头的疼痛。这些症状如果持续存在，时间长了会影响患者的性心理，对性功能造成一定影响。

慢性前列腺炎患者一般并不会出现勃起障碍（俗称阳痿）。大家知道，阴茎的勃起有赖于正常的解剖结构、完整的神经传导和反射通路、正常的动脉灌注、海绵体血窦的开放和充血、静脉回流的相对减少，以及雄性激素的调节作用。很显然，慢性前列腺炎并不会引起这些因素的改变，不会导致阳痿。但是，由于病情迁延不愈，性医学知识匮乏，加之对"男子汉"形象的自我否定，经常会忧心忡忡，内心产生焦虑；有些患者对射精痛"想"而生畏，害怕射精后难忍的疼痛，又担心炎症会通过精液感染女方，或者接受了必须禁欲的错误指导。长此以往，会对性生活产生畏惧甚至厌恶心理，结果性生活次数减少，性欲下降，最终可能会引起心理性的勃起功能障碍。

其实，患者因慢性前列腺炎而长期中止性生活是很可惜的。慢性前列腺炎的患者，对待疾病应采取积极求治的态度，尽管目前没有特效疗法，但只要采取综合措施，坚持治疗，多数患者能够得到缓解和治愈。只要不是在急性发作期或前列腺液内有大量细菌的时候，保持一定频度的性生活对前列腺炎的治疗是有利的。因为，通过每次性生活和排精，能够将前列腺内部淤积的前列腺液排出，有利于炎症消退；同时也有益于消除性紧张，减少前列腺充血。如果是害怕传染给女方，可以使用避孕套来有效地预防。

总而言之，慢性前列腺炎并不会直接破坏患者的性功能，但因症状与不适造成的心理和躯体影响会对性功能具有一定的不利影响。因此，患者应该正确认识自己的病情，解除不必要的思想顾虑，并保持良好的性心理，学习有关的性医学知识，必要时可以接受心理治疗，有时甚至具有决定性意义。

☎ 慢性前列腺炎会影响生育吗

有不少慢性前列腺炎的患者还很年轻，尚未婚育，比较关心"慢性前列腺炎会不会影响生育"。一方面是因为慢性前列腺炎对性生活造成了一些影响，而自己又缺乏必要的医学知识，将性功能异常与不育症等同起来。另一方面是由于对前列腺炎不了解，认为是得了"性病"，不好意思到正

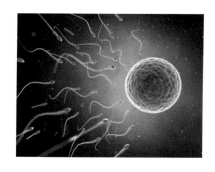

规医院诊治，反而给了一些非法医疗机构可乘之机，为了吸引患者治疗，故意夸大病情，危言耸听，甚至说慢性前列腺炎会影响"传宗接代"。

首先大家需要了解什么是不育症。根据我国现行的诊断标准，育龄夫妇婚后同居 1 年以上，有正常性生活，未用避孕措施而女方不能怀孕者，如果是男方因素所致，应考虑为不育症。导致男性不育的常见原因有：①阴茎、睾丸、前列腺等器官先天性发育异常；②遗传性疾病（如染色体异常等）；③内分泌异常导致生精功能障碍；④精子自身免疫反应导致精子活力丧失；⑤高温环境、辐射病、化学品及重金属慢性中毒、

长期服药、嗜烟酗酒、营养不良等影响生精功能；⑥生殖系感染（如睾丸炎、附睾炎或结核、精囊炎、前列腺炎、尿道炎等）；⑦输精管道阻塞、精索静脉曲张以及部分生殖系统肿瘤；⑧性功能障碍（如勃起功能障碍、早泄、不射精、逆行射精、遗精或性交过频等）；⑨不良心理因素及过度劳累；⑩长期分居及性知识缺乏（如不懂性交或性交错位、性交方式不当等）。这些原因导致不育症最终都是通过两条途径：影响精子的正常生成和阻碍精子进入阴道，或者影响精子的质量，使受孕概率降低。

慢性前列腺炎是否会影响生育，目前尚无明确的认识，有些患者前列腺炎症状很重，但仍然可以生育。从理论上讲，慢性前列腺炎确实可能会对生育产生影响：①前列腺液分泌量减少，从而使精液量减少，并且增加了精液的黏度，不利于精子的生存和受孕；②前列腺液中可能存在大量的细菌、细菌毒素和炎性分泌物，会影响精子的活力，降低精子的受孕能力；③炎症存在可使精液的 pH 降低，使一些物质的浓度发生改变，影响到精子的生存和受孕能力；④慢性炎症持续存在，有可能会使机体产生抗精子抗体，使精子死亡，造成不育；⑤部分患者心理压力过大，影响正常的性生活等。

但从实际来看，大多数的慢性前列腺炎患者的性功能和生育能力都是正常的。只有少数患者，局部炎症反应强烈，临床症状严重，才会通过以上几种途径对生育造成影响。因此，前列腺炎患者不必过分紧张，只要安心、正规地接受治疗即可，而且绝大多数慢性前列腺炎是可以治愈的。

◀◀ 诊断和鉴别诊断 ▶▶

如何诊断慢性细菌性前列腺炎

慢性前列腺炎的诊断主要是依靠详细询问病史（尤其是反复的下尿路感染发作）、全面的体格检查、尿液和前列腺液常规检查。

慢性细菌性前列腺炎（Ⅱ型）的症状变异较大，临床表现与慢性非细菌性前列腺炎（Ⅲ型）类似，因此需要结合体格检查，特别是通过实验室检查的结果进行诊断。其特征是反复的尿路感染发作和前列腺按摩液中持续有致病菌存在。

1. 直肠指诊 前列腺饱满、增大、质软、轻度压痛。病程长者，前列腺缩小、变硬、质地不均匀，有小硬结。应同时做前列腺按摩获取前列腺液。

2. 前列腺液检查 白细胞 >10 个 /HP，卵磷脂小体减少，可以诊断为前列腺炎。但白细胞的多少与症状的严重程度不成比例。

3. 病原体定位试验 有"四杯法"和"两杯法"两种。临床实际工作中常采用"两杯法"，它是通过获取前列腺按摩前、后的尿液，进行显微镜检查和细菌培养。若按摩后尿液细菌培养阳性，即可诊断为慢性细菌性前列腺炎。若为阴性，则为慢性非细菌性前列腺炎。

4. 超声检查 B 超显示前列腺组织结构界限不清、混乱，可提示前列腺炎。有时会发现前列腺结石或钙化。

如何诊断慢性非细菌性前列腺炎

慢性非细菌性前列腺炎（Ⅲ型）的症状类似慢性细菌性前列腺炎（Ⅱ型）。主要表现为长期、反复的会阴、下腹部等区域疼痛或者不适，持续时间超过 3 个月。尤以射精痛对患者影响最大。不同点在于没有反复发作的下尿路感染。体格检查与临床表现不一定相符。

1. 直肠指诊 前列腺稍饱满、质软、轻度压痛。

2. 前列腺液检查 白细胞 >10 个 /HP，但多次细菌涂片及培养都找不到细菌。

什么是前列腺痛

前列腺痛（PD）是慢性前列腺炎的一种，与慢性非细菌性前列腺炎同属于Ⅲ型前列腺炎。临床上具有慢性前列腺炎的症状，尤其是盆腔、会阴部疼痛明显，而前列腺液检查正常，既无白细胞增多，培养也没有细菌生长。

前列腺炎常用的检查方法

1. 直肠指诊 同时做前列腺按摩获取前列腺液，用做常规检查。

2. 前列腺液检查 最常见的是前列腺液（EPS）常规和 EPS 细菌培养。

3. 超声检查 可以提示前列腺炎，但无特异性，不能对前列腺炎进行分型。

它们都是诊断前列腺炎常用的检查项目，关于这些检查的基础知识已在第一篇《医生也有"照妖镜"——辅助检查》章节中做了详细介绍，大家可以自行参阅。

怎样看前列腺液常规的化验单

一般来说，前列腺液（EPS）常规检查的项目主要包括：pH、卵磷脂小体、红细胞和白细胞等。正常前列腺液的一般性状和参考范围见表2-1。

表2-1 正常前列腺液的一般性状和参考范围

一般性状	参考范围
颜色	淡乳白色
性状	稀薄液体，半透明
pH	6.3~6.5
红细胞	< 5 个 /HP
白细胞	< 10 个 /HP
卵磷脂小体	多量或均匀分布整个视野（>+++/HP）
细菌	阴性
精子	少见，若按摩时压迫到精囊，可检出精子，并无意义

当前列腺发炎时，前列腺液可呈黄色脓性或血性。卵磷脂小体减少，红细胞数 >5 个 /HP，白细胞 >10 个 /HP，具有诊断意义。当有细菌、真菌及滴虫等病原体感染时，可在 EPS 中检测到这些病原体。

为什么总是检查前列腺液

前列腺液的检查结果常与腺液量的多少、厚薄，是否合并尿道感染、标本污染等情况有关。由于男性的尿道较长，尿道腔本身也有一定的容积，所以按摩取前列腺液时，会有不少腺液存留在尿道内，而且，按摩的先后顺序不同，得到的前列腺液的炎症表现也不一样。通常收集到的前列腺液标本只有最初的两三滴，并不能完全反映出整个前列腺的真实情况。所以，要判断前列腺炎是否治愈，不能仅凭一次的化验结果就做出判断，而应该多检查几次。一般认为前列腺液检查 3 次以上正常，才可视为痊愈。

🏥 什么是前列腺结石

在前列腺 B 超检查的报告中有时会出现"前列腺结石"，大多患者会对此心存疑问。鉴于篇幅限制，我们在此向大家简要介绍一下前列腺结石。

前列腺结石指发生在前列腺腺泡内和腺管内的结石，和大家比较熟悉的胆结石、尿路结石类似。可能与尿液反流、前列腺慢性炎症、前列腺液潴留、腺管狭窄、代谢紊乱等因素有关，草酸钙、磷酸钙、磷酸镁等无机盐在腺体内沉积形成结石。前列腺炎与前列腺结石经常相伴存在，互为因果。当前列腺长期处于炎症状态时，可以造成腺泡扩张，腺管狭窄，导致或者加速了前列腺结石的形成；反之，当出现前列腺结石后，结石可以阻塞前列腺管，使腺泡内液体引流不畅，从而诱发炎症或者导致炎症反复发作。但是，有前列腺结石并不等于得了前列腺炎，有些前列腺增生的患者在做切除手术时也能看到一粒粒的结石，然而他们并没有前列腺炎。

前列腺结石的患者常表现有慢性前列腺炎的各类症状，如果结石比较多，直肠指诊时可扪及结石的摩擦感，不过当结石小且数目少的时候，就很难触到结石了。前列腺超声检查简便易行，可在结石部位出现"强回声团，伴有声影"。

绝大多数的前列腺结石，本身不会引起任何症状，对人体也没有危害，多数是在做 B 超检查时偶然发现的，一般不需要治疗。对于合并慢性前列腺炎的患者，应该以治疗慢性前列腺炎为主。需要向大家说明一点，药物治疗对前列腺结石基本是无效的，结石一旦在前列腺内部形成，很难通过药物使之溶解或排出。

◀◀ 治疗 ▶▶

🏥 看病花钱越多，病好得越快吗

在泌尿外科门诊，我们经常会遇见这样的患者，他们四处求医，奔波于各地医院之间，钱花了好几万，中药西药不知吃了多少，但慢性前列腺炎还没有治好。那么，慢性前列腺炎究竟应该怎么治疗呢？

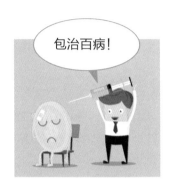

包治百病！

通过前面的介绍，大家应该清楚，由于目前对慢性前列腺炎的病因并不明确，其治疗主要是对症治疗，而并无所谓的"特效药"。正因如此，也为很多"江湖游医"留下了可乘之机。很多患者缺乏医学知识，对慢性前列腺炎的诊治存在种种疑虑，再加上社会上一些虚假广告的引诱，便错误地选择了所谓的"特色门诊""包治门诊"等进行治疗，结果只能是人财两空，后悔不已！

建议大家到正规医院接受正规治疗。慢性前列腺炎容易反复发作，且迁延难愈，目前并无所谓特效药。单一治疗的效果多不理想，所以应提倡综合治疗和长期治疗。所谓综合治疗包括一般治疗、药物治疗及其他治疗。治疗目标主要是缓解疼痛、改善排尿症状和提高生活质量，治疗效果评价以症状改善为主。

慢性前列腺炎为什么难治愈

慢性前列腺炎的治疗效果受到多种因素影响，可以概括为以下几点：

1. 前列腺炎的病因、发病机制等尚不明确，目前的治疗主要是对症治疗。

2. 前列腺表面有一层包膜，大多数抗菌药物难以透过包膜，进入腺体，达到有效的抑菌浓度。前列腺位置较深，其分泌物要经前列腺管排入尿道，有些前列腺管与尿道呈直角或斜行进入尿道，分泌物不容易排出。尤其在发生感染时，容易造成腺管堵塞，由于引流不畅，使炎症不易消退。

3. 慢性前列腺炎常与精囊炎、尿道炎、膀胱炎等同时存在，互为因果。

4. 精神心理因素的影响 久治不愈的患者往往精神负担过重，甚至出现人格特性的改变，甚至是自杀倾向，会加重疾病的症状；有时精神方面的困惑甚至超过疾病本身的痛苦。因此，慢性前列腺炎患者应该积极树立战胜疾病的信心，保持良好乐观的心态，积极配合医生的治疗。

5. 不良生活习惯持续存在　生活中不讲究卫生、经常有不洁性生活或淫乱行为、频繁性交或手淫、酗酒或过多食用辛辣刺激性食物、久坐不动或长距离骑车、局部不注意保暖等，这些都是造成前列腺长期充血、诱发慢性前列腺炎并且使其久治不愈的重要原因。因此，日常生活中应该注意预防或予以避免。

6. 部分患者依从性差　社会上医疗广告泛滥，游医也大量存在，长时间的非正规治疗，延误了治疗时机，使患者病情进一步加重。结果，部分患者对正规医院的诊治也产生了怀疑情绪，不能很好地配合治疗。往往出现"患者看病难、医生行医难"的两难境况。

☎ 慢性前列腺炎的一般治疗

所谓一般治疗，指的是在治疗过程中应该注意的问题和力所能及的自我保健。

1. 生活有规律，避免劳累，避免久坐，适当进行体育锻炼，增强体质，提高机体抵抗能力。充足的睡眠和起居有节的生活，可以很好地改善慢性前列腺炎所致的精神症状。

2. 禁忌饮酒，少食用辛辣、刺激性食物，多喝水。

3. 避免憋尿，防治便秘，保持大便通畅。

4. 建立有规律的性生活，注意不要过分频繁，也不要过度节制，以 7~10 天左右 1 次为宜。

5. 热水坐浴　操作简便，可在家中进行，方法是将热水置于盆内，温度控制在 40~42℃，将肛门及会阴部浸入水中，时间 15~20 分钟，每日两次，长期坚持，可减轻局部炎症，促进吸收，改善症状，促进康复。

6. 前列腺按摩　每周 1 次，引流炎性分泌物。可作为Ⅲ型前列腺炎的辅助治疗。

☎ 慢性前列腺炎的药物治疗

1. 应用抗生素　抗生素是治疗前列腺炎最常用的一线药物，其选择应遵照医嘱，不自己胡乱"开处方"。

常用药物有氟喹诺酮类（如左氧氟沙星）、第三代头孢（如头孢曲松、头孢地尼）、复方新诺明等，疗程为4~6周。若病原体为衣原体、支原体可用米诺环素、红霉素、阿奇霉素等。滴虫感染可用甲硝唑。真菌感染可用两性霉素 B 等。

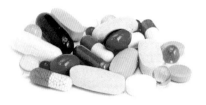

2. α- 受体阻滞剂　能松弛前列腺和膀胱等部位的平滑肌，改善下尿路症状和疼痛。推荐坦索罗辛（哈乐）、坦洛新（齐索）、特拉唑嗪（高特灵）等，需要较长疗程。部分患者可出现眩晕和体位性低血压等不良反应。

3. 植物制剂，如锯叶棕果实提取物（沙芭特）；非甾体类抗炎镇痛药；抗抑郁药等。

4. 中医中药可按照医生的建议规范使用。

☎ 辅助治疗：前列腺按摩

前列腺按摩可作为Ⅲ型前列腺炎的辅助治疗方法。前列腺按摩简单易行，可以在朋友和配偶的帮助下在家里按摩；有条件者建议请泌尿外科医生予以前列腺按摩。具体操作方法参见本书第五篇《家庭护理与预防保健》的相关章节。

☎ 慢性前列腺炎都需要治疗吗

实际上，并不是所有慢性前列腺炎都需要治疗。

有一类前列腺炎，患者并没有临床症状，而是在进行精液、前列腺液、前列腺按摩后尿液等检查时偶然发现，称之为无症状性前列腺炎（Ⅳ型）。这类患者一般不需要治疗。如果合并血清 PSA 升高或不育症，需要进行相应的治疗。

☎ 手术能根治慢性前列腺炎吗

慢性前列腺炎是前列腺疾病中的治疗难题，目前总体的治疗效果并不令人满意。因此，学者们也在积极探索新的治疗方法。

前列腺注射治疗或经尿道前列腺灌注治疗，目前尚缺乏循证医学证据证实其疗效与安全性。可以有选择地用于一些难治性、复杂性的患者，进行试验性的治疗，但不能作为慢性前列腺炎的常规治疗方法。

对于慢性前列腺炎患者，一般不应该考虑手术治疗。大多数患者采取综合治疗后，症状都有明显改善，而前列腺是成年男性重要的性器官，手术切除可能会导致性功能障碍和不育，后果严重，对中青年患者影响很大。而且，手术切除并不能解决所有问题，有些患者强烈要求手术，术后不仅没能解决老问题，又带来很多新麻烦，非常后悔。如果患者由于长期的慢性炎症，造成尿道狭窄和排尿困难，或者合并前列腺增生，可以进行手术治疗，但不一定能达到理想的效果，千万不能期望值过高，否则可能会产生负面心理，进一步增加自身的痛苦。

中医药能"根治"慢性前列腺炎吗

很多患者在接受西医治疗后，疗效不太理想，开始寄希望于传统中医中药治疗。中医药治疗慢性前列腺炎有着悠久的历史，同时中医药理论对本病的病因、病机又有独特的认识。

中医古籍中没有前列腺炎这个病名，慢性前列腺炎在中医辨证中属"淋证""精浊""白淫"等范畴，历代医家对其都有精辟论述，但各有偏重。大多数中医学家认为本病与湿热、瘀血、肾虚有关，治疗以活血化瘀、清热利湿、补肾固精、补益中气等为主。

中药汤剂的熬制方法繁琐复杂，操作不慎可能会影响药效，而中成药则可汲取中药中的精华，制成片剂和胶囊（如补肾通淋颗粒、前列倍喜胶囊、前列通瘀胶囊等），服用方便。由于前列腺位于直肠前壁，因此也有用中成药栓剂（如前列安栓等）直接纳肛，使药力通过渗透、扩散等作用直达病处，提高疗效。一些中医院还研制了局部敷贴和针灸疗法治疗慢性前列腺炎，中药内服配合外治，取得了比较理想的疗效。需要强调的是，传统医学博大精深，对疾病的辨证论治要求有较高的中医文化底蕴，绝不是看了一两本小册子就能给人治病开药了。在就医时一定要擦亮眼睛，看清是名副其实的"老中医"，还是谋财误病的"老庸医"。

但是，对于急性前列腺炎患者，主要是感染造成的，起病急骤，还是应该立即应用抗生素治疗；如果单纯应用中医中药治疗，可能会延误病情，甚至会导致前列腺脓肿的发生。

04　特殊类型的前列腺炎

➡ 病毒性前列腺炎
➡ 衣原体性前列腺炎
➡ 滴虫性前列腺炎
➡ 真菌性前列腺炎

📞 病毒性前列腺炎

近年来，随着临床检验水平的进步，以及前列腺病原学研究的深入，有医生对慢性前列腺炎的病毒分离进行了进一步的研究，取得了一定的进展。有研究显示病毒是导致非细菌性前列腺炎的重要病因之一。临床医生应重视对病毒性前列腺炎诊治的研究，部分非细菌性前列腺炎疗效欠佳者应考虑可能与病毒感染有关。

由于进行病毒分离比较困难，临床做该项检查和研究受到一定的限制，因此目前对病毒性前列腺炎的病理、症状、诊断都缺乏经验和资料，尚有待于做进一步的临床研究。

🔒 衣原体性前列腺炎

有些慢性前列腺炎患者，多次行前列腺液细菌培养找不到致病菌，通过 PCR 检查，衣原体检测呈阳性，此时可诊断为衣原体性前列腺炎。属于性传播疾病（性病）的一种，大多是由于衣原体感染的尿道炎治疗不及时或治疗不当，蔓延到前列腺，病原体为沙眼衣原体。

患者除了会阴部疼痛不适症状外，还伴有不同程度的尿道刺痒，以及尿急、尿痛和排尿困难，少数病人出现尿频、晨起尿道外口有少量稀薄的黏性分泌物。病情严重者或治疗不及时，可合并急性附睾炎，且反复发作。前列腺液检查白细胞增多不明显。

本病属于性病的一种，一经确诊，夫妻必须同时治疗，治疗期间禁止性生活。可选用红霉素、阿奇霉素、米诺环素（美满霉素）、多西环素等药物治疗。具体治疗建议咨询专科医生。

滴虫性前列腺炎

滴虫（阴道毛滴虫）是一种人体寄生虫，若寄生在前列腺中可引起前列腺炎，称为滴虫性前列腺炎。滴虫性前列腺炎在临床上并不少见，但容易被忽视。主要是因为滴虫性前列腺炎的病因诊断比较困难。

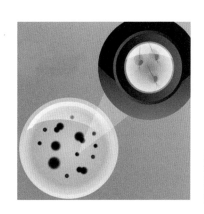

众所周知，滴虫性阴道炎是成年女性的常见病。当男子与患有滴虫性阴道炎的女性同房后，就可能被传染。滴虫性前列腺炎的临床表现与细菌性前列腺炎类似，可以出现排尿终末时疼痛、会阴部钝痛、直肠坠胀等不适。急性发作时，会有尿频、尿急、尿痛等尿路刺激症状，甚至发热等全身症状。由于男性患者几乎都是来自女方的传染，而女性的阴道滴虫检查既方便又准确，所以应该动员女方接受这项检查。

一旦查出滴虫，夫妻双方应该同时治疗。一般口服甲硝唑（灭滴灵）；女方可同时用栓剂，每晚置入阴道内。治疗期间应停止性生活。治疗效果一般比较理想，多可获得痊愈。具体治疗建议咨询专科医生。

真菌性前列腺炎

真菌性前列腺炎是由真菌感染引起的前列腺炎，文献上虽有报道，但例数很少。

1. 临床表现 与细菌性前列腺炎相似，并且常有睾丸疼痛。患者大多合并其他下尿路感染，表现为尿液白细胞增多，尿液细菌培养阴性，而球孢子菌培养阳性；直肠指诊可发现前列腺硬，有压痛。

2. 诊断标准 有慢性前列腺炎症状；球孢子菌皮肤试验阳性，血清补体结合试验阳性；或者在尿液或前列腺组织穿刺物培养中找到真菌，可以诊断。

3. 治疗 可用抗真菌药物治疗，如两性霉素 B，静脉滴注，对大部分病例有效。具体治疗建议咨询专科医生。

专家点评

前列腺炎就像"感冒"，是成年男性的常见疾病。病情轻重不一，表现也各不相同，要分别对待。有症状的患者需要及时找泌尿外科医生就诊，没有症状的即使发现相关指标异常一般也不需要治疗，本篇对于前列腺炎的相关知识做了比较详细的讲述。希望广大患者不要"谈炎色变"，要正确认识该疾病。

第三篇

前列腺增生

　　有道是"酒债寻常行处有，人生七十古来稀"。随着生活水平的提高和医疗技术的发展，人均寿命不断延长。根据民政部门统计的数据，2015 年中国 60 岁以上和 80 岁年以上的人口数量分别为 2.12 亿和 2339 万人。在长寿的同时，身体各项机能也在老化，一些"老年病"也逐渐崭露头角。

　　前列腺增生俗称"前列腺肥大"，是老年男性的常见疾病，可以说是一种"老年病"或"长寿病"。本篇将重点向大家介绍前列腺增生的诊断、治疗和预防的相关知识，希望大家能对该疾病有个更清晰地认识。

01 老年男性的烦恼

- ➡ 什么是前列腺增生
- ➡ 男人都会得前列腺增生吗
- ➡ 为什么会发生前列腺增生
- ➡ 前列腺增生与饮食有关吗
- ➡ 饮酒、吸烟与前列腺增生有关吗
- ➡ 前列腺增生会影响性生活吗
- ➡ "长寿病"会是"催命符"吗
- ➡ 前列腺增生与前列腺炎有关吗
- ➡ 前列腺增生会导致前列腺癌吗

　　老李今年62岁，退休后的生活还算得上是其乐融融。可是近两年每天晚上起夜好几次，白天排尿时感觉排尿无力、尿线变细，有时还会滴到脚上，一直认为就是普通的老年病，自己在药房随便买了点药。前几天几个老朋友聚会，难得见面就多喝了几杯，结果当天晚上就排不出尿了，小腹疼痛难忍，家人十分着急。

　　老李到底得了什么病呢？有人说是前列腺增生，那大家对前列腺增生又了解多少呢？

什么是前列腺增生

　　良性前列腺增生（BPH），简称前列腺增生，过去常称为"前列腺肥大"。从专业角度讲，"前列腺增生"是一个病理学概念，其特征是前列腺间质和腺体成分增生，也就是构成前列腺的细胞增多。可以只表现为显微镜下的增生而并不导致前列腺体积的改变。但"增生"与"肥大"常同时存在，也就是细胞数目增多常伴有细胞的体积增大，结果导致前列腺体积的增大，所以也称为"前列腺肥大"。

需要大家注意的是，"前列腺增大"不等于"前列腺增生"，一些前列腺的其他疾病，比如急性前列腺炎，前列腺组织充血、水肿，在直肠指诊或 B 超检查时也可发现前列腺肿胀增大，但并不是"前列腺增生"。

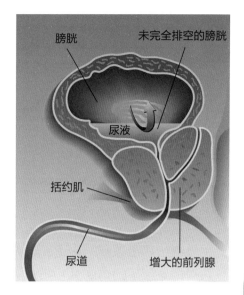

前列腺增生

前列腺增生是老年男性的常见病。临床发病年龄大都在 50 岁以后，40 岁以下的男性很少发生前列腺增生，随着年龄增长其发病率也不断升高。一般来说，前列腺增生的初期并不会引起身体的不适，只有当增生达到一定程度，才会引起一系列的排尿症状，也就是通常意义上的"前列腺增生"。

🏥 男人都会得前列腺增生吗

我们在第一篇中提到，前列腺结构会随着年龄增长而变化，其生长和发育受雄激素控制。从 45~50 岁开始，位于尿道周围的腺体组织开始增生，压迫外周部分（医学上称为外周带）使之萎缩，形成所谓的"外科包膜"。同时，前列腺体积也会发生变化。自青春期到 20 岁，前列腺的重量从 5g 增长到 20g。在 50 岁之前，前列腺体积相对稳定。50 岁以后大多数男性的前列腺又会继续增大，这就是平时常说的"前列腺增生"。但这是一种正常的生理现象，就如同人会长白头发一样。

调查发现，组织学上的 BPH（也就是显微镜下可见的增生）最初发生在 40 岁以后，到 60 岁时大于 50%，80 岁时高达 83%，但这其中只有大约一半的人会产生相关的临床症状。我们姑且可以认为："只要寿命足够长，男性都会有前列腺增生。"

🏥 为什么会发生前列腺增生

目前认为年龄增长和有功能睾丸的存在是前列腺增生必备的两个条件。虽然科学家们已经付出了数十年的努力，但具体的发病机制尚不十分明确，但可以肯定的是与雄激素水平相关。国内学者调查了 26 位清朝太监老人，发现 21 人的前列腺已经完全不能触及或明显萎缩。前列腺是一个高度依赖雄激素生长的腺体，其中 90% 的雄激素来自睾丸，10% 来自肾上腺，前列腺必须依靠雄激素来维持其生长、发育以及发挥功能。但与其他雄激素依赖性组织不同，前列腺中的睾酮必须在 $5\alpha-$ 还原酶作用下转化为双氢睾酮才能发挥其生物学效应。前列腺增生组织中双氢睾酮的含量并不高于正常前列腺组织，但随着年龄增长，周围血液中的睾酮水平逐步降低，而前列腺中双氢睾酮及雄激素受体却仍保持较高的水平，也就是前列腺终生保持对雄激素反应而维持其细胞生长，前列腺也随之增大。

此外，雄激素及其与雌激素的相互作用、前列腺细胞间的相互作用、细胞凋亡、生长因子、炎症细胞、神经递质以及遗传因素等都可能与前列腺增生有着密切的关系，但其具体机制还不清楚。

🏥 前列腺增生与饮食有关吗

前列腺增生与饮食间的关系是流行病学调查的结果，由于所调查的人群种族不同、诊断标准存在差异等因素，得出的结论并不一致。此处仅简要介绍一些可能与前列腺增生有关的饮食。

饮食上应尽量多吃新鲜蔬菜和水果，因为蔬菜、水果、黄豆及稻麦中的一些成分经胃酸分解后，会产生一些具有雌激素作用的物质，能拮抗雄激素的作用，可能对前列腺增生起抑制作用。而且这些食物中含有维生素 E，也可以对预防前列腺增生起到一定作用。黄豆内有一种物质叫大豆异黄酮，可抑制 $5\alpha-$ 还原酶，从而在一定程度上减少双氢睾酮的形成，对前列腺增生及前列腺癌可能起到一定的预防作用。研究表明，绿茶含有很多抑制前列腺增生的物质。

此外，辛辣、生冷等刺激性的食物会加重前列腺增生的症状，如大葱、生蒜、辣椒、胡椒、咖喱、芥末、咖啡、冰激凌、冰镇饮料、冰啤酒、冰西瓜等。柑橘、橘汁等酸性比较强的食物也会引起血管扩张和器官充血，前列腺增生的患者宜适量食用。

研究发现，大多数植物种子类食物都对改善前列腺功能有一定作用，如冬瓜仁、榛子、松子、开心果、腰果、葵花籽、南瓜籽等。老年男性朋友平时可适当食用。

☎ 饮酒、吸烟与前列腺增生有关吗

医生特别提醒：虽然有资料显示饮酒与前与列腺增生的发展是负相关的，但是鉴于饮酒的其他危害，依然建议大家适量饮酒，避免酗酒或长期饮酒。尤其是已有前列腺增生症状的患者，可因饮酒后前列腺充血，加重会阴部的胀痛和排尿梗阻症状，甚至发生急性尿潴留吸烟的危害众多，不但可以直接毒害前列腺组织，而且还能干扰支配血管的神经功能，影响前列腺的血液循环，加重前列腺的充血。因此建议戒烟。

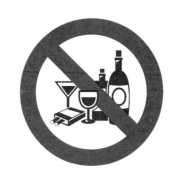

☎ 前列腺增生会影响性生活吗

男性在性兴奋时，外生殖器的变化比较明显，如阴茎的勃起、睾丸的提升，而前列腺的变化则较为隐匿。在正常射精时，前列腺会出现节律性的收缩，参与性高潮的形成，同时紧闭膀胱颈，防止精液逆流入膀胱。当前列腺切除后，则可能发生逆行性射精。前列腺增生一般不会引起性功能失常，但由于高龄男性性功能失常的比例较高，所以常会有前列腺增生和性功能失常同时存在的情形，但两者是否存在直接相互关系目前尚无统一的意见。也有研究表明，前列腺增生及下尿路症状是导致性功能障碍的危险因素。

☎ "长寿病" 会是 "催命符" 吗

之所以称之为"良性前列腺增生"是为了与恶性肿瘤"前列腺癌"相区别的。确切地说，前列腺增生对人体可能是有害的，但并非对每一个人都是有害的。我们在前面反复提到，前列腺增生的发生率很高，但因此产生临床症状，甚至发生严重并发症的人很少。总的来讲，前列腺增生是良性疾病，进展缓慢，若不引起尿路梗阻或仅是轻度梗阻时可以完全没有症状，对健康和正常寿命也没有太大影响。

随疾病进展，部分老年男性会出现储尿、排尿和排尿后症状，只要给予足够的重视，及时就医并进行相应的治疗，完全可以做到改善生活质量、预防严重并发症的发生，避免对健康产生不利的影响。相反，如果出现严重的临床症状却没有得到及时的治疗，就可能会导致相关并发症的发生，如反复血尿、反复尿路感染、膀胱结石、急性尿潴留（不能排尿），甚至出现肾积水引起肾功能损害，不仅影响生活质量，更会对健康造成十分不利的影响。

此外，前列腺增生导致的相关症状如果没有得到及时有效的治疗，还可能会加重高血压、冠心病、糖尿病等常见老年疾病对身体的不利影响，形成恶性循环，使上述疾病的治疗更为困难。

前列腺增生与前列腺炎有关吗

有不少患者年轻时得过前列腺炎，有的患者可能一直没有治愈，而现在又出现了排尿困难等症状，检查发现存在"前列腺增生"。很多人由此认为"慢性前列腺炎和前列腺增生是同一种病"或者"慢性前列腺炎久治不愈，会导致前列腺增生"。这是一个认识误区，毋庸置疑，"前列腺增生"与"前列腺炎"是两种不同的疾病，从现代研究来看，两者并不存在必然关系。

前列腺炎是男性生殖系统非特异性感染，常见于青壮年。相关知识可以阅读本书第二篇。良性前列腺增生是老年男性的常见疾病，关于其发病机制的研究很多，但至今仍未能明确阐述。目前一致公认老龄和有功能的睾丸是前列腺增生发病的两个重要因素，两者缺一不可。有功能的睾丸说明有正常的雄激素分泌，研究表明雄激素和雌激素的协同作用在前列腺增生过程中起重要作用；而慢性前列腺炎并不会影响睾丸的分泌功能及激素的代谢过程，因此不会引起前列腺增生。

临床上确实有一些慢性前列腺炎的患者，又发生了前列腺增生，这主要是因为"慢性前列腺炎"和"前列腺增生"都是男性常见病。至今没有任何研究表明慢性前列腺炎的患者比正常人更易患前列腺增生。

🏥 前列腺增生会导致前列腺癌吗

关于这个问题，医学界目前尚存在意见分歧。

目前大多数学者认为两者之间并无因果关系，因为至今尚未发现前列腺增生人群的前列腺癌发病率和死亡率与非前列腺增生者存在差异；也没有实验能够证明前列腺增生可以转变为前列腺

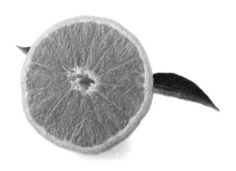

癌；而且现有的资料表明，前列腺增生与前列腺癌在前列腺内的好发部位存在明显差别。前列腺增生多起源于前列腺的移行带，但前列腺癌却最多见于外周带。如果把前列腺的结构比喻为"橘子"，那么移形带就是"橘肉"，外周带则是"橘子皮"。

因此，我们有理由相信，前列腺增生一般不会变成癌症。如果患有前列腺增生，就应该认真地诊治，不必过于担心或者纠缠于是否会癌变的问题。目前，前列腺癌的早期筛查主要是 PSA（血清前列腺特异性抗原）检测，专家建议 50 岁以上的男性应至少每两年检测一次 PSA，有前列腺癌家族史的人群，检测年龄须提前到 45 岁。

02 诊断与鉴别诊断

- ➡ 前列腺增生的常见症状
- ➡ 前列腺增生为何会影响排尿
- ➡ 前列腺增生会出现尿失禁吗
- ➡ 常见的并发症
- ➡ 前列腺增生为什么会出现血尿
- ➡ 前列腺增生为什么会形成膀胱结石
- ➡ 前列腺增生为什么会导致肾积水
- ➡ 医生是怎样诊断前列腺增生的
- ➡ 如何评价前列腺增生症状的程度
- ➡ 常用的辅助检查

> 很多老年朋友可能有尿频、尿急、夜尿增多和排尿困难等问题，甚至出现血尿、反复感染等，应当警惕前列腺增生。同时要注意的是，前列腺癌也是老年男性常见病，两者症状相似，需要进行相关检查加以鉴别。
>
> 那么到底是不是前列腺增生呢？首先要从一些常见症状说起。

 前列腺增生的常见症状

　　前列腺增生的早期由于膀胱功能性代偿而没有明显症状，随着增生的进展，病情逐渐加重，患者可出现各种症状。前列腺增生多在 50 岁以后出现临床症状，60 岁左右症状更加明显。临床上主要表现为下尿路症状（LUTS），这些症状可以分为三大类。

1. **刺激症状**　尿频、尿急、夜尿增多和急迫性尿失禁等。

2. **梗阻症状**　排尿踌躇、费力、尿线无力、变细、间断排尿、不尽感、滴沥、尿潴留及充溢性尿失禁等。

3. **并发症**　血尿、急性尿潴留、肾功能不全、引起或加重痔疮、脱肛及疝气等。

尿频是前列腺增生早期最常见的症状，以夜尿增多更为明显。早期的尿频是由于增生的前列腺充血刺激膀胱颈部引起的。随病情发展，增生引起的尿道梗阻加重，膀胱内残余尿量增多、膀胱的有效容量减少，尿频逐渐加重。此外，梗阻诱发膀胱逼尿肌功能改变、膀胱顺应性降低或膀胱逼尿肌不稳定，使尿频更明显。慢性心功能不全（俗称心衰）的患者夜间的尿量增多，排尿次数也增多，需要注意两种疾病可能同时存在。

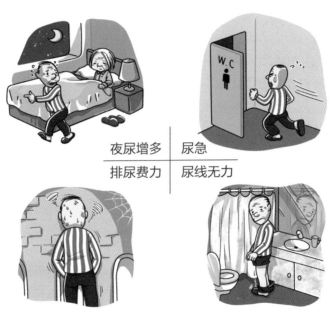

| 夜尿增多 | 尿急 |
| 排尿费力 | 尿线无力 |

排尿困难是前列腺增生最重要的症状，并逐渐加重，称为进行性排尿困难。典型表现是排尿起始缓慢、排尿断续、尿线细而无力、射程短、排尿费力、排尿时间延长、终末滴沥等。若梗阻较重，残余尿量过多，常需用力排尿，排尿后仍有不尽感。

随梗阻加重，膀胱逼尿肌功能受损，收缩力减弱，残余尿增加，继而发生慢性尿潴留。当膀胱过度充盈膨胀达到容量极限时，就会有尿液从尿道口自行溢出，称之为充溢性尿失禁。

☎ 前列腺增生为何会影响排尿

过去认为，前列腺增生所产生的症状是由于增大的前列腺压迫尿道所引起；现在发现除此之外，膀胱出口的动力性变化、逼尿肌退行性变（老化）、梗阻引起的膀胱神经病变等都与排尿症状密切相关。良性前列腺增生对排尿的影响主要有三个方面。

1. 机械性梗阻　前列腺的外面有一层解剖包膜，由于包膜的存在，增生的腺体受压而向尿道和膀胱膨出。增生的腺体可挤压后尿道使其伸长、受压变形、狭窄，排尿阻力增大。有些增生的腺体可突入膀胱，造成膀胱出口梗阻。增大的前列腺就像"拳头"一样紧紧"攥住"从中穿过的尿道。

2. 动力性梗阻　前列腺组织（尤其是膀胱颈附近）富含肾上腺素α受体。前列腺增生时，α受体增加，活性增强，造成平滑肌紧张，在膀胱逼尿肌收缩时，膀胱颈和后尿道阻力增大，造成动力性梗阻。

3. 继发性膀胱功能障碍　下尿路梗阻导致膀胱内高压，膀胱逼尿肌代偿性肥厚，收缩力增强。该过程中，逼尿肌可发生不稳定收缩，导致急迫性尿失禁。若梗阻长期不能解除，逼尿肌最终失去代偿能力，无法排空膀胱而出现残余尿。随着残余尿量增加，膀胱成为无张力、无收缩力的储尿囊袋，可发生慢性尿潴留。如果尿液过多，则可出现充溢性尿失禁。

☎ 前列腺增生会出现尿失禁吗

前列腺增生症状加重时会出现尿失禁。前面多次提过，前列腺增生所致的尿失禁可分为急迫性尿失禁和充溢性尿失禁两类。

前列腺增生可出现尿频、尿急症状，如果症状加重，膀胱逼尿肌不稳定或发生无抑制性收缩，可出现急迫性尿失禁。若梗阻长期不能解除，膀胱逼尿肌最终失去代偿能力，无法排空膀胱，残余尿量增加，继而发生慢性尿潴留。如果尿液过多，膀胱过度膨胀超出容量极限，就会有部分尿液不自主地流出，称为充溢性尿失禁。夜间熟睡后，盆底肌肉松弛，尿液更容易自行流出，出现夜间遗尿。

☎ 常见的并发症

很多前列腺增生的患者在出现尿路梗阻症状后并不在意，没有及时就医，日久天长，膀胱功能越来越差，并引起多种并发症，不少患者这时才来就诊。常见的并发症有以下几种。

1. **急性尿潴留**　在前列腺增生的任何阶段，都可能因受凉、劳累、饮酒、便秘等引起前列腺及膀胱颈部突然充血、水肿，导致急性尿潴留。患者膀胱极度膨胀，下腹胀痛难忍，尿意频繁但排不出尿，有些患者此时才到急诊求助，常需急诊留置导尿管以排出尿液。

2. **血尿**　前列腺增生导致的血尿应注意与泌尿系统肿瘤进行鉴别。

3. **尿路感染**　膀胱内残余的尿液是良好的培养基，细菌容易栖身繁殖，引发尿路感染。如果发生尿路感染应积极治疗。

4. **膀胱结石**　典型症状就是排尿突然中断，自己可感觉到有东西堵住尿道，变换姿势后小便又可排出，可伴有尿道和阴茎头部疼痛。

5. **肾积水和肾功能损害**　尿路梗阻长期无法解除，可发生上尿路梗阻、肾积水，损害肾功能，甚至导致肾功能衰竭。

6. **痔疮、疝气**　由于排尿困难，用力排尿时腹腔内的压力升高，久而久之，容易形成或加重内痔、脱肛及疝气等。

7. **诱发其他疾病**　长期症状困扰，会给患者带来严重的心理负担及精神紧张，影响休息和生活，由于多数患者都是中老年人，可能会诱发或加重高血压等心脑血管疾病。

第三篇　前列腺增生

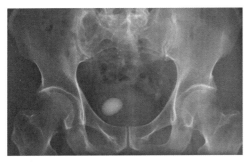

膀胱结石（图中白色卵形）

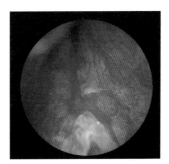

膀胱镜下增生的前列腺
（表面血管丰富）

📞 前列腺增生为什么会出现血尿

前列腺增生的患者可出现肉眼或镜下血尿，出血量不等，多为间歇性，无须特殊处理；偶有大量出血，血块充满膀胱，需紧急处理。临床工作中，由前列腺增生引起的大量出血并不多见，大多数还是镜下血尿。部分患者以血尿为早期表现。

前列腺是一个血液供应十分丰富的器官，增生后的前列腺血管更加丰富。腺体表面的尿道黏膜常有静脉血管充血、扩张，随着每次排尿时尿液的冲撞、尿道括约肌及盆腔肌肉的挤压，这些血管可能会发生破裂，出现不同程度的无痛性肉眼血尿。此外，前列腺增生相关的并发症如炎症、膀胱结石等也可引起数量不等的出血。

其实，血尿本身并不可怕，引发血尿的原因才是我们关注的重点。一旦出现血尿，应及时就诊，寻找病因，尽快排除泌尿系统肿瘤的可能。

📞 前列腺增生为什么会形成膀胱结石

膀胱结石的典型症状就是排尿突然中断，自己可感觉到有什么东西堵住尿道，变换姿势或者跳一跳后小便又可排出，可伴有尿道和阴茎头部疼痛。

随前列腺增生的病情进展，膀胱逐步失去代偿功能，无法排空膀胱，残余尿量增加，形成慢性尿潴留；尿中盐类结晶析出沉积，形成结石。若结石堵住尿道内口，就会出现突然不能排尿，在变换体位后，结石位置移动，又可将尿排出。残余尿和膀胱结石的存在，又容易发生尿路感染，感染可进一步促进结石形成。梗阻、结石、感染三者相互促进，形成恶性循环，加重前列腺增生的症状。

📞 前列腺增生为什么会导致肾积水

当出现前列腺增生引起的排尿症状时，如果能给予重视，及时到医院就诊，接受合适的药物治疗，一般都能改善症状，延缓病情进展。

如果没有积极治疗，随尿道梗阻加重，膀胱逼尿肌功能受损，无法排空膀胱，残余尿量增加，形成慢性尿潴留。膀胱内压力缓慢增加，如果肾脏产生的尿液不能克服膀胱内的压力顺利进入膀胱，就会使两侧肾脏内压力增高，形成上尿路梗阻，引起双肾积水，损害肾功能。

如果积水持续存在，肾功能
的损害将逐步加重，可导致
慢性肾功能不全，甚至发生
肾功能衰竭，也就是常说的
"尿毒症"。打个比方，黄
河下游河道淤滞阻塞，时间
长了就会导致上游水位升高。

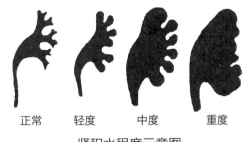

正常　　轻度　　中度　　重度

肾积水程度示意图

　　肾脏是人体重要的排泄
器官，每天有大量的"代谢垃圾"通过尿液排出体外。如果尿液无法
排出，继而发生双肾积水损伤肾功能，"代谢垃圾"就会在体内堆积，
损害其他器官和系统的功能，患者表现为食欲不振、恶心、呕吐、贫血、
乏力、面部水肿等。

> 　　有些读者可能感觉"前列腺增生"的症状基本都符合，那到
> 底是不是前列腺增生呢？要诊断前列腺增生还需要做哪些检查？
> 如果已经确诊，如何判断自己的症状轻重呢？

☎ 医生是怎样诊断前列腺增生的

　　和大多数疾病的诊断一样，前列腺增生的诊断依据包括详细的询
问病史、体格检查、尿常规以及其他辅助检查等。

　　1. 凡50岁以上的男性出现排尿不畅的临床表现，首先要考虑良
性前列腺增生的可能。多数患者主要表现为尿频、尿急、夜尿增多及
排尿困难等症状，严重者可能会发生尿潴留和尿失禁。部分患者还可
能有相关并发症，如血尿、尿路感染、膀胱结石、腹股沟疝等。

　　2. 直肠指诊（DRE）　目的是初步判断前列腺的增生情况。

　　3. 尿常规　主要是确定患者是否有血尿、蛋白尿、脓尿、尿糖等
异常情况。

　　4. 辅助检查　包括前列腺超声检查、PSA、尿动力学检查等。

☎ 如何评价前列腺增生症状的程度

　　在就诊之前，大多数患者已经对自身症状的轻重做了评价，但这

种评价十分主观，不能很好地反应实际情况。国际上推荐采用国际前列腺症状评分（IPSS）和生活质量（QOL）评分表，以便对患者症状程度及其对生活质量的影响得出较为客观的评估。

IPSS是目前国际上公认的判断BPH患者症状严重程度的最佳手段，但仍然是患者的主观反映，它与最大尿流率、残余尿量以及前列腺体积无明显相关性。生活质量（QOL）评分主要关心的是BPH患者受下尿路症状困扰的程度及能否忍受，所以也称为"困扰评分"，见表3-1、表3-2。

表3-1　国际前列腺症状评分（IPSS）

在最近一个月内，您是否有以下症状？	无	在五次中					症状评分
		少于1次	少于半数	大约半数	多于半数	几乎每次	
1.经常有尿不尽感？	0	1	2	3	4	5	
2.两次排尿间隔经常小于两小时？	0	1	2	3	4	5	
3.曾经有间断性排尿？	0	1	2	3	4	5	
4.有排尿不能等待现象？	0	1	2	3	4	5	
5.有尿线变细现象？	0	1	2	3	4	5	
6.需要用力及使劲才能开始排尿？	0	1	2	3	4	5	
7.入睡后一般需要起来排尿几次？	没有	1次	2次	3次	4次	5次	
	0	1	2	3	4	5	
症状总评分 =							

表3-2　生活质量指数（QOL）评分

	高兴	满意	大致满意	还可以	不太满意	苦恼	很糟
如果今后的生活中仍有现在的排尿症状，您认为如何？	0	1	2	3	4	5	6
生活质量（QOL）评分 =							

IPSS 总分 0~35 分，患者可分为三类：0~7 分为轻度症状；8~19 分为中度症状；20~35 分为重度症状。

不同医院采用的表格在表述上可能略有不同，在填写时要看清项目，必要时可向医生询问，以使评分更加准确。例如：对症状的评分是指最近 3~6 个月的总体情况，有些患者是因为急性尿潴留就诊的，症状评分不能根据尿潴留后的情况进行，而要根据最近能够正常排尿时的症状评分。

虽然这两种评分不能完全概括下尿路症状对患者生活质量的影响，但医生可通过评分结果了解患者的排尿情况，同时结合其他检查结果制订治疗方案。通过比较治疗前后的 IPSS 评分，还可以评估治疗效果。

📞 常用的辅助检查

相关检查的基本知识已经在本书第一篇《基础知识》的第四章进行了详细阐述，此处主要介绍与诊断有关的检查结果。

1. 直肠指诊（DRE） 前列腺增生的患者一般都要进行直肠指诊。典型的良性前列腺增生，指诊可发现腺体增大，表面光滑，质地柔韧、有弹性，边缘清楚，中间沟变浅或消失。直肠指诊还是前列腺癌筛查的重要手段，如果表面摸到硬结，应检查 PSA，以排除前列腺癌，必要时做前列腺穿刺活检确诊。

2. 尿常规、肾功能或血肌酐 尿常规检查主要是确定患者是否有血尿、蛋白尿、脓尿、尿糖等异常情况。检查发现白细胞升高常提示患者存在尿路感染。

肾功能检查，主要是血清肌酐值测定。如果影像学检查提示患者有肾积水、输尿管扩张反流等，需检查血肌酐以明确"有无肾功能不全"。

3. 超声检查 超声检查可以观察到前列腺的形态、结构、大小、突入膀胱的程度、有无异常回声结节以及测定残余尿量等。经直肠超声检查（TRUS）可以精确测定前列腺体积。

另外，医生通常还会根据情况建议进行双侧肾脏、输尿管和膀胱的检查，以了解是否伴有肾脏及输尿管积水、扩张、膀胱结石、膀胱憩室或占位性病变。

4. 前列腺特异性抗原（PSA） PSA 检查的主要目的在于排除前列腺癌，尤其是指诊或超声检查发现结节或质地较硬时。影响 PSA

的因素有很多，比如泌尿系统感染、直肠指诊、导尿操作、前列腺穿刺、急性尿潴留等都会使 PSA 的值升高。

5. 尿流率检查　尿流率可以了解排尿梗阻情况，真实反映尿道阻力。一般 50 岁以上男性，最大尿流率（Qmax）≥20ml/s 即属正常；Qmax<10ml/s 者，表明梗阻较重，常需手术治疗。如果需要判断膀胱逼尿肌功能，可以进行尿流动力学检查。

6. 其他　有些患者还需要进行静脉尿路造影（IVU）、尿道膀胱镜等检查，以明确诊断。准备手术的患者需完善心、肺、肝功能等术前检查。一般不需要 CT 和磁共振检查。

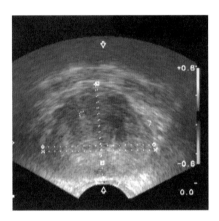

前列腺超声图像

03 前列腺增生的治疗

→ 前列腺增生都需要治疗吗
→ 前列腺增生有哪些治疗方法
→ 前列腺增生可以根治吗
→ 前列腺增生的药物治疗
→ 前列腺增生的手术治疗
→ 手术后的注意事项

尿频、尿急、排尿困难等下尿路症状是前列腺增生患者的切身感受，也是患者本人最重视的问题。由于患者对排尿症状的耐受程度不同、主观认识存在差异，下尿路症状及其所致生活质量的下降是患者就诊和寻求治疗的主要原因。因此，下尿路症状以及生活质量的下降程度是选择治疗措施的重要依据。

前列腺增生都需要治疗吗

前列腺增生本身是一种良性疾病，其病程进展在个体间差异很大。临床上，有不少患者的症状在相当长的时间内没有明显变化，也未发生相关并发症，有些患者症状还会自然缓解，有的甚至完全消失。长时间的随访发现，前列腺增生患者中只有少数可能出现尿潴留、肾衰竭、膀胱结石等并发症。因此，并非每一个前列腺增生的患者都需要采用

83

药物或手术治疗。对于大多数前列腺增生患者来说，可以暂时不给予任何治疗，只要动态观察病情的变化就可以了，这种方法称之为"观察等待"。

观察等待是一种非药物、非手术的治疗措施，包括患者教育、生活方式指导、定期随访监测等。主要适用于下尿路症状轻微（IPSS 评分≤7），或已达中度以上症状（IPSS 评分≥8）但生活质量尚未受到明显影响的患者。接受观察等待之前，患者应进行全面检查以除外各种 BPH 相关并发症。观察等待并不是消极处理、放任自流，患者应注意定期随访，在观察等待开始后第 6 个月进行第一次监测，以后每年进行一次。复查时要注意与上一次的检查结果对比，向医生询问意见，以判断是否需要开始药物或外科治疗。

我国泌尿外科泰斗吴阶平院士在 20 世纪 80 年代早期就强调：不是所有前列腺增生病人都需要手术治疗，更不是手术越早做越好。

前列腺增生有哪些治疗方法

目前前列腺增生的治疗方法主要有观察等待、药物治疗、手术治疗和非手术微创治疗 4 类。有症状的患者，可根据患者的年龄、症状评分、前列腺体积、残余尿量、尿流率、血清 PSA 值以及有无相关并发症，选择不同的治疗方法。还应综合考虑患者的意见、患者的伴发疾病及全身状况。

1. 观察等待　观察等待是一种非药物、非手术的治疗措施，对于大多数 BPH 患者来说，观察等待可以是一种合适的处理方式，特别是患者生活质量尚未受到下尿路症状明显影响的时候。

2. 药物治疗　主要包括 α- 受体阻滞剂、5α- 还原酶抑制剂、M 受体拮抗剂、植物制剂和中医药等，各类药物可以单独使用，也可以联合应用，如 α- 受体阻滞剂和 5α- 还原酶抑制剂联合治疗、α- 受体阻滞剂和 M 受体拮抗剂联合治疗等。注意应在专科医生的指导下选择药物，切勿自己乱用药。

3. 手术治疗　手术治疗的方法很多，包括开放手术、经尿道前列腺电切术（TURP）、经尿道前列腺切开术（TUIP）、经尿道前列腺等离子双极电切术（TUPKP）、经尿道前列腺电汽化术（TUVP）、经尿道前列腺激光手术等。

4. 非手术微创疗法　不推荐作为一般患者的一线外科治疗方法。

前列腺增生可以根治吗

前列腺增生是男性进入老年阶段后，前列腺发生的一种生理性变化，是一个自然进程。只要有功能的睾丸存在，就无法阻止前列腺发生增生性改变，也就不存在"根治"的说法。药物治疗和手术治疗的目标是缓解或解除患者的下尿路症状，预防并发症的发生。

有些前列腺增生的患者，手术切除前列腺后症状消失，多年之后，又重新出现了之前的症状，去医院求治，诊断为"前列腺增生"。既然已经"摘除"了前列腺，为什么还会复发？

前面已经向大家介绍过前列腺的结构会随年龄变化，前列腺增生时，主要是位于尿道周围的腺体（移形区）增生，而外周部分(外周带)则受到压迫并萎缩，形成所谓的"外科包膜"。手术治疗时，

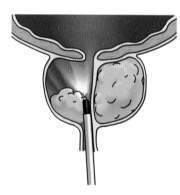

前列腺电切示意图

实质上是切除了"外科包膜"之内增生的前列腺内层组织，外层前列腺并未切除，有时少量内层腺体可能紧贴着"外科包膜"而无法完全切除干净，术后复发也就成为了可能。

事实上，由于增生组织生长缓慢，绝大多数患者不会发生术后复发，一般认为要经过 10 年以上。手术后短期内又发生下尿路梗阻，最常见的原因为尿道狭窄、膀胱颈口硬化、前列腺癌等，需要仔细检查明确病因，不能简单地认为是前列腺增生复发。即使复发，仍可以考虑药物治疗或再次手术。尽管再次手术的难度加大、患者年龄更高、并发症更多，但需要接受手术的患者也不必过分顾虑。

前列腺增生的药物治疗

🔲 常用药物有哪些

1. α-受体阻滞剂　α-受体阻滞剂主要是通过阻滞分布在前列腺和膀胱颈部平滑肌表面的肾上腺素能受体，松弛平滑肌，达到缓解膀胱出口动力性梗阻的作用。根据受体选择性可将α-受体阻滞剂分为非选择性α-受体阻滞剂（如酚苄明）、选择性α1-受体阻滞剂和高选择性α1-受体阻滞剂等。目前临床应用的药物主要为α1-受体阻滞剂，常见的有坦索罗辛（哈乐）、坦洛新（齐索）、特拉唑嗪（高特灵）、多沙唑嗪（可多华）等。

该类药物起效快，一般用药数天即可改善症状，连续药物治疗 6 年疗效持续稳定。但不能使增生的前列腺缩小，只是达到改善症状的目的。

2. 5α-还原酶抑制剂　5α-还原酶抑制剂通过抑制体内睾酮向双氢睾酮的转变，进而降低前列腺内双氢睾酮的含量，达到缩小前列腺体积、改善排尿困难的治疗目的，还能减少急性尿潴留或需要接受手术治疗的风险。常见的有非那雄胺（保列治）、度他雄胺（安福达）等。

此类药物起效相对较慢，在用药 6~12 个月后获得最大疗效，连续药物治疗 6 年疗效持续稳定。

3. 植物类药物　所谓植物类药物有些类似于我国的中草药，国际上常用的是一些植物中提取出的成分，作用机制复杂，其有效成分尚未经严格的科学验证；有研究提示其疗效与前两种药物相当，且没有明显副作用。

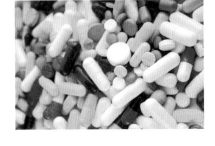

常见的药物有锯叶棕果实提取物（沙巴特）、普适泰（舍尼通）等。另外，中医中药在治疗良性前列腺增生方面有许多独到之处，药物种类很多，可根据医生推荐选择使用。

特别提示，以上介绍的三大类药物，在适应证、治疗效果以及副作用上各有不同。希望读者朋友们不要自己"开处方"，应该在医生的指导下选择合适的药物治疗，以免延误病情，产生不良后果。

📞 药物治疗的注意事项

高血压患者在服用 α1- 受体阻滞剂时，可能会与正在服用的降压药起到协同作用，增强降压效果。因此，应该注意监测血压，预防低血压、晕厥的发生。在服用 α1- 受体阻滞剂时，尽量睡前服用，夜里起床或者突然改变体位时要十分小心，最好是改变体位后稍微适应一会儿，没有头晕等不适后，再进行活动。美国的一项研究显示，部分老年患者服用该类药物后，起夜去卫生间时跌倒摔伤，所以老年患者在刚开始服药时，最好在床边备好便盆，避免服药后下床活动发生意外。白内障手术前应停用 α1- 受体阻滞剂，以避免出现虹膜松弛综合征。

α1- 受体阻滞剂的不良反应重在预防，随着用药时间延长，多数可减轻，而且服药时间增加后，多数患者对这些不良反应也就不敏感了。

5α- 还原酶抑制剂常见的副作用主要有勃起功能障碍、性欲低下等。虽然没有危险的不良反应，但是长期服用会降低血清 PSA，可能会影响前列腺癌的诊断。因此，如果长期服用此类药物，看病时一定要告诉医生，使医生能够根据具体情况作出正确的判断。

📞 药物要一直吃吗

在临床上，很多患者会存在这个疑问，主要是长期服药带来的不便，部分患者还可能存在经济上的原因。大家应该知道前列腺增生是一种慢性病，而且药物治疗不能将其"根治"。因此，只有长期服药才能发挥治疗作用，或者说需要一直服用下去。

但是，很多患者并没有按照医生的医嘱进行治疗，自己间断地服药，也起到了一定的治疗效果。这是因为前列腺增生是一种慢性病变，其临床表现与很多因素有关，比如天气情况、患者情绪等都会影响到患者的症状。所以，有些人停药后症状并没有明显的反复，而有些人在长期吃药过程中，症状也是时好时坏。然而，从科学角度讲，长期服用药物才是正规的治疗方式，因为药物治疗不仅能够缓解症状，而且能够预防前列腺增生的并发症、延缓疾病进展，而只有长期坚持治疗，后者才能逐渐体现出来。

另外，治疗前列腺增生的药物有很多，而且不同患者对同一种药物的反应并不完全相同。因此，建议在医生指导下选择药物，如果服

前列腺增生

药一段时间后，效果不满意，应该寻求医生的帮助，更换其他药物，以达到良好的治疗效果。

☎ 吃药效果很好，为什么还要复查

不少患者服用治疗前列腺增生的药物后症状明显改善，而且感觉到医院看病不太方便，但医生总是要求定期复查，有这个必要吗？

多数前列腺增生的患者，口服药物可以取得满意的治疗效果，但仍需要定期到医院复查，主要有两个目的：一是排除前列腺癌的可能；二是监测疾病的进展。

大家可能对前列腺癌略有了解，前列腺癌是一种恶性肿瘤，早期症状不明显，随着肿瘤增大压迫尿道，可出现与前列腺增生类似的症状，仅从症状上两者难以区别，如果发现不及时，可能会错过治疗时机，最终会危及生命，造成无法挽回的后果。因此，建议前列腺增生的患者每年至少复查一次血清 PSA。

需要注意的是，有些患者正在服用 5α- 还原酶抑制剂类药物，如非那雄胺，研究发现长期服用这类药物可使血清 PSA 降低一半左右，因此在复查时，一定要告诉医生自己的用药情况，以便医生准确判断 PSA 等检查结果，避免漏诊。

虽然多数患者服药后症状可以缓解，但是前列腺增生是一种慢性进展性疾病，药物治疗的主要目的是改善症状，延缓病情进展，也就是说病情仍可能继续进展。而且疾病进展并不总是伴随症状的加重。有些患者一直吃药治疗，但没有定期复查，病情逐渐加重却没有察觉，结果发生了肾积水，延误了最佳治疗时机，严重影响以后的生活。

◄◄ 前列腺增生的手术治疗 ►►

☎ 哪些患者需要手术治疗

前列腺增生是一种临床进展性疾病，部分患者最终需要手术或微创治疗来解除下尿路症状及其对生活质量的影响和相关并发症。对于中至重度症状患者，如果已明显影响生活质量可选择手术治疗，尤其是药物治疗效果不佳或拒绝接受药物治疗的患者可以选择手术治疗。

最终是否手术还需要综合考虑医生的临床经验、患者的意愿、患者的伴发疾病及全身状况等。

当前列腺增生导致以下并发症时，建议采用手术治疗。

1. 反复尿潴留；

2. 反复血尿，药物治疗无效；

3. 反复泌尿系统感染；

4. 继发膀胱结石；

5. 继发性上尿路积水（即肾脏、输尿管积水，伴或不伴肾功能损害）。

此外，如果前列腺增生患者合并腹股沟疝、严重的痔疮或脱肛，临床判断不解除下尿路梗阻难以达到治疗效果，也应当考虑手术治疗。膀胱憩室伴有反复尿路感染或渐进的膀胱功能障碍，应该选择手术治疗。如果残余尿明显增多以致充溢性尿失禁，应当考虑手术治疗。当然，医生选择何种治疗方式会充分尊重患者意愿。

🏥 所有患者都可以进行手术吗

其实，并不是所有患者都可以进行手术治疗。与其他外科手术一样，前列腺增生手术的患者必须要满足一些基本条件后，才能够实施手术，也就是对患者的身体情况有些基本的要求。手术之前必须做好充分的术前准备，具体包括以下内容。

1. 全身的系统检查，特别需要注意心脑血管和肺部情况。心肺功能不良者，须先进行内科处理，待病情改善后方能进行手术；监测血糖、血压，控制在适当范围内。

2. 术前有长期慢性尿潴留致肾功能不全者，需积极通畅引流膀胱尿液，待肾功能改善后，方可进行手术。

3. 术前有尿路感染者，需先选用药物控制炎症，待感染控制后可进行手术治疗，以尽可能减少术后并发症。

4. 凝血功能检查需无异常。有很多高血压、冠心病、脑中风患者长期服用阿司匹林等抗凝药物，至少需要暂停这类药物1周后才能进行手术。

5. 如果怀疑存在神经源性膀胱功能障碍，术前需做尿动力学检查，以了解是否有不稳定性膀胱、逼尿肌收缩无力等情况存在。如果存在这些情况，术后可能无法达到十分满意的效果。

针对每种手术方式，通常还有各自特殊的要求。所以并不是病情"需要"进行手术治疗，就"能够"手术，患者首先要能承受手术本身，这是所有患者都需要知道的医疗常识。

有哪些常用的手术方法

前列腺增生手术从诞生至今已经有 100 多年的历史，特别是近几十年来各种经尿道手术方法的出现，更是极大地丰富了手术方式，提高了手术治疗的水平。

提到手术，大家眼前可能会浮现"刀光剑影""血流成河"的场面，不少患者和家属内心还是充满了恐惧，认为手术风险大，患者要承受很大的痛苦。其实，随着微创手术的发展，传统的大切口手术方法已经很少使用了。

目前的前列腺增生手术大致分为两大类：开放手术和经尿道微创手术。

1. 开放手术　目前常用的是耻骨上前列腺摘除术和耻骨后前列腺摘除术。患者被麻醉后，在下腹部切开一个刀口，从切口将增生的腺体组织摘除。这种手术已经有上百年的历史，技术成熟，至今还在应用。

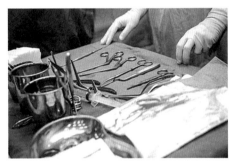

2. 经尿道微创手术

（1）经尿道前列腺电切术（TURP），目前仍是前列腺增生治疗的"金标准"；

（2）经尿道前列腺切开术；

（3）经尿道前列腺等离子双极电切术和经尿道等离子前列腺剜除术；

（4）经尿道前列腺电汽化术；

（5）经尿道前列腺激光手术。

各种手术方法的治疗效果与 TURP 接近或相似，但适用范围和并发症有所差别。所有上述手术方法均能改善前列腺增生患者的下尿路症状。

经尿道手术的简要过程

相信不少患者和家属想要了解手术的具体过程，但鉴于部分知识过于专业，此处仅作简要介绍。虽然经尿道前列腺切除的手术方式很多，但各种方式基本的操作方法相同，主要区别在于切除增生组织所用的"刀"不同，目前常用的有电切、等离子双极切割、各种激光等。

简要的手术过程是：患者采用全身麻醉或下半身麻醉。患者平卧，双腿分开、抬高（医学上称为"截石位"）。医生先将内腔镜的外鞘经尿道进入到膀胱，然后在外鞘里放入各种不同的"手术刀"和内窥镜，内窥镜看到的图像可通过先进的影像设备显示在监视屏幕上，而且显示的图像经过放大，医生可以更清晰、仔细地看到增生的前列腺组织和膀胱内的情况，更精确地进行增生组织的切除。医生会使用一些专门的"手术刀"，就像挖隧道一样，沿着隧道的四壁，一条一条地将增生的前列腺组织切割成纤细的组织条，这种特殊的"手术刀"还可以对出血点进行凝固止血。切割完毕后，通过冲洗将组织条经尿道取出体外。手术结束后，一般需要留置一根导尿管。

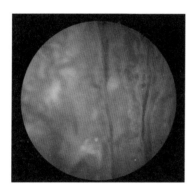 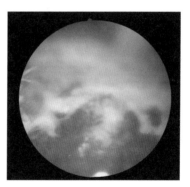

前列腺增生堵住尿道　　　　　　手术后尿道通畅

🔧 经尿道手术有哪些优势

经尿道前列腺电切术（TURP）是前列腺增生微创手术中的代表。与传统的开放手术对比，TURP主要具有以下几个优点：

1. 手术适应证范围更广：TURP对患者全身各系统功能的影响均较小，有些难以承受开放手术的患者，仍可以施行TURP；

2. 手术创伤明显减小，术中出血少，一般不需要输血治疗；

3. 手术时间短：无需开腹，所有手术操作均在尿道内进行，手术时间通常比开放手术短。

4. 术后恢复快，腹部不留下瘢痕（刀疤）：一般第 2 天就可以下床活动；若恢复顺利，术后 3 天左右即可出院。

⚕ 哪些患者适合经尿道手术

虽然经尿道手术有很多优点，但是并非所有的前列腺增生患者都适合这种手术方式。因为经尿道手术是用电刀等工具将增生的组织一点点地切碎并排出体外，所以手术时间与前列腺的大小有关，如果前列腺过大，必然要延长手术时间；随着手术时间的延长，可能会引起一些心血管方面的并发症；因此，为了保证手术的安全，达到满意的治疗效果，一些体积大的 BPH 患者可能需要两次甚至三次手术。

经尿道手术主要适用于前列腺体积在 80ml 以下的患者，技术熟练的手术者可以适当放宽对前列腺体积的限制。需要手术的患者应满足前面提到的基本条件。另外，内腔镜能够经尿道放入膀胱是经尿道手术的前提，如果患者存在尿道狭窄、尿道畸形等情况，内腔镜无法进入膀胱或勉强进入但有可能造成尿道损伤时，则不能进行经尿道的手术。由于手术路径特殊（经尿道进入），手术过程中需要患者摆成"截石位"，有髋关节强直等疾病的患者无法做到这一点，也不适合这种手术。

开放手术主要适用于以下患者：①前列腺体积 >80ml。②合并大的膀胱结石或膀胱憩室等必须通过开放手术来处理的一些伴发性疾病。

⚕ 手术需要输血吗

很多患者和家属都很关心手术中和手术后出血的问题。首先需要说明的是，绝大多数的外科手术在手术中和手术后基本都会存在出血的问题，前列腺增生手术也不例外，但出血量的多少与患者病情、所采用的手术方式、手术者对具体手术方式的熟练程度、手术经验等众多因素相关，差别相对较大。但是一般情况下，前列腺增生手术术中的出血量在 200ml 以下，经尿道手术通常比开放手术的出血量更少。

您或者身边的人可能有过献血经历，一般一次献血 200ml 或400ml，对身体健康者并没有大的影响。有些人认为"人的血液总量是固定的，出血后就补不回来或者很难恢复"，其实，我们的身体每天都在造血，不必存在这样的顾虑。况且患者在手术过程中处于医学监控状态，医生在术前、术中和术后也会有计划地补充患者的血容量，调整患者的身体状态。血容量、血红蛋白正常的人在有医学监控的情况下即使失血 400ml，也不会对身体造成大的影响。所以前列腺增生手术中虽然会有出血，但绝大多数情况下都是安全的，在身体可承受范围内。

当然，也有少数患者由于前列腺体积过大、增生组织与周围组织粘连严重、手术难度大、时间长、术前存在贫血、术后发生继发出血等原因失血量较多，需要输血。大家要知道，输血是外科治疗的正常组成部分，如果病情需要输血，建议患者和家属积极配合医生做好输血的治疗，也不必过分担心输血可能造成的不良反应。目前，国内正规医院的血液制品来源有充分的质量保障，且经过严格的检验。输血发生不良反应的情况还是较为罕见的。

⚕ "激光手术" 是怎么回事

激光具有凝固止血效果好和非导电的特性，近十余年来，经尿道激光手术已经成为前列腺增生重要的治疗方式。该手术是用激光将组织汽化、切割及切除（如剜除术、激光汽化术），或将组织凝固、坏死及迟发性组织脱落（如激光凝固术），以达到解除梗阻的目的。目前，临床应用于前列腺增生手术的激光有多种，包括钬激光、绿激光、铥激光等。每种激光都有各自的特点，适用的患者也不完全一致。

激光手术的共同特点是组织切割精准、手术时间短、术中出血少、恢复快、并发症少、无 TURP 综合征等特点，手术适应证范围更广，特别适合于合并有高危因素的患者，如高龄、贫血、重要脏器功能减退等；因安装心脏起搏器，不适于开放手术或经尿道电切的患者；或尿路梗阻症状明显而前列腺体积轻度或中度增大的患者。近期疗效和"金标准"（经尿道电切，TURP）相似，有望成为治疗前列腺增生的标准术式。

当然，也并非所有的前列腺增生患者都适合激光手术。对于前列腺体积较大的患者（如超过 100ml），采取激光手术的效果有待进一步随访观察。因此，前列腺增生患者能否采取激光手术，需要根据所在医院的实际条件、医生的经验水平、患者的具体情况确定。

手术后的注意事项

⚕ 手术后为什么要留导尿管和持续膀胱冲洗

前列腺增生手术后需要留置导尿管。主要有以下两个目的。

1. 通畅引流，用于膀胱持续冲洗 无论是开放手术还是经尿道手术，术后都会留有手术创面。来自肾脏的尿液会在膀胱内持续积聚，如果不能及时引流，一方面会因手术创面的炎性水肿，继发尿潴留；另一方面也会使创面被尿液浸渍，增加术后发生并发症的可能。

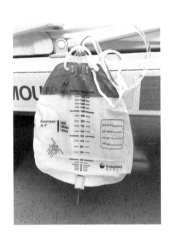

2. 压迫止血 术后手术创面会有持续一段时间的渗血，必须将前列腺腺窝与膀胱之间加以阻隔，以防止腺窝内的血液进入膀胱形成血凝块而影响尿液的引流，优质的三腔气囊导尿管即可达到预期目的，可以牵拉固定在一侧大腿，与气囊协力作用，起到压迫止血的目的。

术后持续冲洗的目的是防止手术创面渗血形成血凝块堵塞引流的导尿管，同时清除和引流膀胱内的血液、尿液，通畅引流，减轻疼痛和刺激，有利于膀胱功能和手术创面的恢复。冲洗的速度和时间视患者的具体情况而定，一般手术当天冲洗速度不应太慢，术后1~2天，冲洗液颜色逐渐变淡，即可停止冲洗。

⚕ 手术后为什么还会有血尿

经尿道前列腺电切术（TURP）是目前治疗前列腺增生最主要的手术方式，属于一种微创手术。但有些患者在做过TURP后，出现血尿、排尿次数增多或尿不出来的情况，这到底正不正常呢？做了这种手术后，还应注意哪些问题呢？

「男」言之隐——前列腺疾病的防与治

首先，大家要知道一点，前列腺手术后出现血尿是正常的现象。TURP 术切除整个前列腺后，会留下同样大的创面（或者说伤口），这个过程就像挖隧道，混凝土的凝固需要一段时间，手术创面的愈合也需要一段时间。由于手术实际上是拓宽了原来梗阻的尿道，所以不能够缝扎止血。因此，在完全愈合之前，可能会出现血尿、尿痛等。

无论是开放手术还是经尿道的微创手术，手术后 1~3 天有血尿都属于正常的现象，并不是手术没有做好。如果看到导尿管里引流出血红色的液体，不必过分紧张和害怕。这种手术创面的渗血，通过导尿管气囊的压迫、冲洗、止血药物的应用，一般 2~3 天就会明显减轻或消失，术后总的出血量并不多。

有些患者在出院后，又会突然出现血尿。这是因为在手术后 1 个月内，手术创面正在结痂愈合，尿道还在重塑，如果创面破裂或结痂脱落，就会发生出血。前列腺出血后，血液一般先流入膀胱中，如果饮水量不足、尿量少，这些血液可能会形成血凝块，堵塞尿道，最终导致前列腺腺窝及膀胱不能很好收缩，引起严重出血。所以在手术后 1 个月内，应该适量多喝水，保持足够的尿量；多吃一些粗纤维的食物，必要时服用一些通便的药物，一定要保持大便通畅；避免不适当的剧烈活动或骑自行车、骑马等；防止前列腺腺窝感染。如果血尿很快就自行停止，注意多喝水，保持大便通畅就可以了。如果血尿比较严重，需要及时到正规医院就诊，不能拖延。

还有另外一种情况，就是小便的颜色虽然很淡，但每次尿液的开始一段和最后一段总有些血，这也是很正常的，一般不需要特殊的处理。

术后第一次拔尿管，尿不出来怎么办

TURP 术后一般 3~5 天拔除导尿管，可是有的患者却解不出小便，原因可能有以下两种：其一，膀胱收缩无力。其二，电切创面水肿严重，排尿通路仍然不是很顺畅。出现这种情况的话，一般是需要再次插导尿管，并配合服用坦索罗辛（哈乐）、特拉唑嗪（高特灵）等药物，一般症状都会缓解。对于患者本身来讲，出现这种情况不要焦虑，不要因为害怕疼痛而不愿排尿，否则只会使膀胱过度充盈，甚至导致急性尿潴留。

🏥 手术后严重出血该怎么办

在少数情况下，前列腺术后当天的出血会比较严重，可能是以下原因。

1. 导尿管气囊位置不好，没能很好地压迫创面，起到压迫止血作用；也可能是由于气囊放置于前列腺腺窝内，撑开创面导致出血。因此，手术中需要确保气囊放置于膀胱内，才可以进行牵拉压迫止血。

2. 术后膀胱痉挛，引起手术创面出血。如果出血没有及时冲洗，以致在膀胱内形成血凝块，致引流不畅，会加重膀胱痉挛和手术创面出血，形成恶性循环。因此，术后应积极防治膀胱痉挛的发生，必要时可使用 M 受体阻滞剂、吲哚美辛等。

3. 术后膀胱持续冲洗不当。冲洗速度过慢或冬季冲洗液温度过低，都不能有效防止血凝块形成。

4. 患者自身有凝血功能障碍，没有及时纠正。

一旦出现上述情况，导致前列腺术后严重出血，应该积极配合医生采取相应处理，调整导尿管气囊大小和位置、改善膀胱冲洗方式方法、输血和改善凝血功能等，经过处理后，多数能得到有效控制。如果经上述保守治疗，止血效果不佳，应果断进行再次手术止血，不可犹豫不决，以免贻误治疗时机而造成严重后果，但需要再次手术止血的情况比较少见。

🏥 手术后还需要定期复查吗

前列腺增生的患者虽然已经过手术治疗，但仍有可能再次出现一些相似的临床症状，所以，术后需要做定期的复查。一般可分别在术后 1 个月、3 个月、6 个月、1 年到泌尿外科门诊复查，然后每年至少复查 1~2 次。第一次复查主要是了解患者术后总体恢复状况及术后早期可能出现的相关症状。术后 3 个月时基本可以评价治疗效果。复查内容包括 IPSS 评分、尿流率检查、B 超检查测定残余尿、尿常规、直肠指诊等，还需定期（每年至少一次）复查血清 PSA，争取做到如果发生前列腺癌能够早期发现，及时治疗。

☎ "撒手锏"——膀胱造瘘

多数具有明确手术指征的患者都能通过手术治疗立刻缓解症状，提高生活质量。然而事实上，并非所有"需要"手术的患者，都"能够"手术。这类患者主要有两种：

1. 全身状况较差，手术风险大，不宜手术　手术治疗的目的在于改善排尿情况，提高生活质量。如果患者伴有严重的心肺疾病，不能承受麻醉；或者近期发生脑中风（脑卒中），患者神志不清，半身不遂，治疗的重点应该是脑血管疾病；还有些肿瘤晚期的患者，已经发生全身转移，正在进行放疗、化疗，此时手术只会加重病情，得不偿失，而膀胱造瘘不失为一种合适的选择。

2. 先造瘘，再手术　有些患者同时患有其他疾病，无法立即手术，需要先做膀胱造瘘，解除排尿问题，在情况好转后，再进行手术治疗。例如高血压、糖尿病的患者，应先控制好血压、血糖；有凝血功能障碍的，手术可能会发生大出血，需要先查明原因，进行治疗；有些患者病程很长，已有慢性尿潴留，膀胱功能受损，需等待膀胱功能改善后，再考虑手术。这些情况下，膀胱造瘘只是"缓兵之计"，等待时机成熟，再进行手术。

一切治疗的目的都在于让患者获益，提高生活质量。如果患者不能耐受手术本身的打击，危险远大于获益，那么手术就不是适合的选择。同样，如果手术时机选择不当，就可能会适得其反，也就违背了手术治疗的初衷。因此，患者及家属应该认真听从医生的建议和安排，配合治疗。

☎ 造瘘管要一直带着吗

关于这个问题，需要区别对待。膀胱造瘘是指在耻骨上方进行膀胱穿刺，然后在下腹部安置一根引流管，通到膀胱内将尿液引流出来，外面连接一个尿液引流袋（尿袋）储存尿液。这种方法创伤很小，也可以很好地解决患者的排尿问题。

对于前面所说的第一类，患者无法耐受手术，这时的膀胱造瘘一般是永久性的，需要终身留置。当然，这也不是什么可怕的事，只要护理得当，不会过多影响生活质量。

对于第二类，患者可以手术，只是时机不成熟。医生建议做膀胱穿刺造瘘，只是暂时性的，只要时机成熟，即可进行手术治疗。如果手术效果满意，自然可以拔除造瘘管，无须终生带管。也有一部分患者身体情况很差，虽然经过积极治疗仍不能耐受手术，永久性留置膀胱造瘘对于这类患者来说也是一个万全之策。

总而言之，任何手术都有其适应证，不能主观臆断，硬性强求。患者和家属应该了解膀胱造瘘的作用，不要有排斥心理。不少患者在留置膀胱造瘘管一段时间后，不但适应了新的生活，而且很大程度上提高了生活质量。再也不用因为尿频、尿急而离不开厕所，不敢出远门，不用三更半夜起床小便，更不用因为害怕上厕所而不敢喝水，饮食起居有了规律。长期留置膀胱造瘘需要精心护理，如果看护不好，可能会引起一些并发症，这也是大家比较关心的问题，关于"膀胱造瘘的家庭护理"请阅读本书第五篇的相关内容。

专 家 点 评

良性前列腺增生俗称前列腺肥大，是老年男性朋友的常见疾病。如果出现了尿频、尿急、排尿困难等症状，建议大家及时到正规医院就诊。延误治疗不但会严重影响生活质量，还有可能导致双肾积水、肾衰竭，错失治疗机会。希望老年朋友通过阅读此书，提高对本病的警觉性，及早治疗。

第四篇

前列腺癌

前列腺癌是老年男性常见的一种疾病，在欧美国家发病率极高，前列腺癌发病率在美国男性肿瘤中稳居首位。在我国，前列腺癌发展的形势也不容乐观。近年来，随着我国经济的发展，人们生活习惯的改变、人均寿命延长、医疗水平的提高等，前列腺癌的发病率呈现上升趋势，特别是进入老龄化社会以后，前列腺癌患者及高危人群越来越多。本篇我们将带领大家一起，简单学习一下前列腺癌的相关知识。

老年男性的"头号杀手"
——前列腺癌

- ⇒ 什么是前列腺癌
- ⇒ 前列腺癌常见吗
- ⇒ 哪些人容易得前列腺癌
- ⇒ 前列腺癌是死神吗
- ⇒ 得了前列腺癌还能活多久

什么是前列腺癌

如果您是老年男性朋友，这肯定是您想弄清楚的第一件事。前列腺的解剖结构和位置前文已述，前列腺癌是指发生于男性前列腺组织中的恶性肿瘤，是前列腺腺泡细胞异常无序生长的结果。前列腺癌大多数为腺癌，起源于腺细胞，其他类型少见，多发生于外周带，呈多病灶分布。如果把

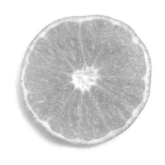

前列腺的结构比喻为"橘子"，那么外周带就相当于"橘子皮"。

前列腺癌常见吗

前列腺癌其实离我们并不遥远，它就潜伏在我们身边。据有关资料统计，美国前列腺癌的发病率超过肺癌，成为第一位危害男性健康的恶性肿瘤。2013 年，美国大约有 238 590 例新发前列腺癌，有 29 720 例死于此病。我国前列腺癌的发病率也在逐年增高，2009 年前列腺癌发病率为 9.92/10 万人，居男性恶性肿瘤的第 6 位。上海市：32.23/10 万；广州市：17.57/10 万。发病中位年龄为 72 岁（也就是说有一半的患者年龄小于 72 岁），高峰年龄 75~79 岁。前列腺癌已逐渐成为危害我国

男性健康的主要问题。

哪些人容易得前列腺癌

一般来说，年龄大于 50 岁的中老年男性是前列腺癌的高危人群，而且随着年龄的增长，前列腺癌的发病率也逐渐升高。如果您也是这一人群，就要关注自己的前列腺健康了。

对这部分人群进行前列腺癌的普查是非常有意义的；尤其对于有家属罹患前列腺癌的男性人群，应该从 45 岁开始定期检查和随访。另外，前列腺癌的发生与饮食等生活习惯关系密切。高动物脂肪饮食是一个重要的危险因素，经常进食红肉（猪、牛、羊肉等）者尤其需要注意，这也可能是我国前列腺癌的发病率近年来迅速增加的原因之一。

前列腺癌是死神吗

近些年来，各类恶性肿瘤层出不穷，让大家"谈癌色变"。但是对于前列腺癌，却大可不必如此担心。与其他恶性肿瘤不同，前列腺癌是所有恶性肿瘤中对人类"最友好"的肿瘤之一，原因是它的发展相对较缓慢。一般来说前列腺癌不会影响预期寿命，大部分前列腺癌患者并不是死于前列腺癌，而是死于其他疾病，比如其他类型肿瘤、心血管疾病、糖尿病等。一部分前列腺癌甚至可在人体内长期"冬眠"，对人体不产生不良影响，因此对这种潜伏性前列腺癌，并不需要过度的诊疗和恐慌。当然这并不意味着所有的前列腺癌都可以高枕无忧，对于很多前列腺癌患者，还是要积极治疗以延缓疾病的进展。

那么，我们该如何评估前列腺癌对患者健康的威胁？这当然要求助于值得信赖的专科医生，医生会根据患者的预期寿命、癌细胞的分化程度以及有无远处转移等多因素综合判断，最后给患者拟订个体化的治疗方案。所以，前列腺癌的诊断书，并不等同于"死亡通知单"，但是如果不引起足够的重视，仍然会危及生命。

得了前列腺癌还能活多久

每一位前列腺癌患者都非常关心这个问题的答案。前列腺癌的预后与前列腺癌分期及其恶性程度是息息相关的，与采用的治疗手段也直接相关。

早期 较为早期的前列腺癌，如果采取了前列腺癌根治术，清除了体内几乎所有的癌细胞，预后则会相对较好。相关研究显示，当确诊时肿瘤侵犯区域仍局限于前列腺内，不存在远处转移，则术后的10年生存率可达90%。这就是说，早期前列腺癌可仅采取手术达到根治目的，在有限的时间内不再会对患者健康构成威胁。

而对于因各种原因不能采取手术的早期前列腺癌患者，根治性放疗亦可获得不错疗效。研究表明，如果病变仍局限在前列腺内，放疗后5年和10年生存率可分别达80%和65%。所以对于年事已高或身体虚弱不能耐受手术者，放疗则是较为适宜的选择。随着冷冻、体内放射治疗技术的突飞猛进，应根据病情和意愿进行个体化治疗。

倘若已确诊早期前列腺癌，但不给予积极有效的治疗，预后也会极差。有调查发现，未经治疗的早期局限性前列腺癌患者，在10年内绝大多数终究会死于前列腺癌。

中晚期 对于中晚期患者，治疗效果怎样？是不是就没有治疗的价值了呢？

可以肯定地说，不是的。因为前列腺癌是一种依赖雄激素发展的疾病，所以即使是中晚期患者，仍然可通过积极抗雄激素的方式，行内分泌治疗控制病情发展。内分泌治疗可在很大程度上改善预后，根据调查显示，接受内分泌治疗的患者5年生存率高达60%；而对于中晚期前列腺癌不积极治疗的患者，5年生存率将会低于15%。所以，对于中晚期前列腺癌患者来讲，综合治疗依然有助延缓病情进展，延长预期寿命。

02 诊断与鉴别诊断

- ⇒ 前列腺癌的预兆
- ⇒ 前列腺癌的常见症状
- ⇒ 怎样早期发现前列腺癌
- ⇒ 前列腺癌的诊断
- ⇒ 前列腺癌的病理分级
- ⇒ 前列腺癌的临床分期
- ⇒ 前列腺癌危险因素分析
- ⇒ 前列腺癌有哪些转移途径

☎ 前列腺癌的预兆

前列腺癌多起源于前列腺的外周带，因此起病通常较为隐匿，而且生长较为缓慢，所以早期前列腺癌可无任何症状。注意，是无任何症状！很多患者被告知自己确诊为前列腺癌的时候还一头雾水，或大惊失色，一点感觉都没有自己怎么会得病，还是癌症，内心无法接受。部分患者仅是检查时偶然发现血清 PSA 值升高，或直肠指检及 B 超发现前列腺异变。

所以在这里重申——为了您的身体健康，必要的定期体检和早期筛查是很重要的。

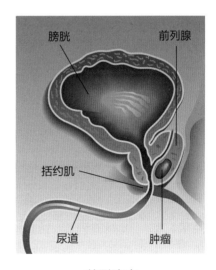

前列腺癌

☎ 前列腺癌的常见症状

一旦出现可以觉察的症状，往往属于较晚期的进展性前列腺癌。

1. 局部症状 如果前列腺肿瘤局部进行性增大，压迫其包绕的前列腺部尿道，可出现排尿障碍，具体表现为进行性排尿困难（尿流变细、尿流偏歪、尿流分叉或尿程延长)、尿频、尿急、尿痛、尿意不尽等，严重时甚至发生尿潴留。这些症状与良性前列腺增生（BPH）的症状相似，容易误诊和漏诊。其次，少部分患者会有血尿和血精。血尿是由于肿瘤侵犯后尿道膀胱颈部；血精是由于肿瘤侵犯精囊所致。还有部分患者精液量会减少。

2. 转移症状　当前列腺癌转移到骨时，可引起转移部位骨痛。骨转移的常见部位包括脊柱、髋骨、肋骨和肩胛骨，约60%的晚期患者会发生骨痛，常见于腰部、骶部、臀部、髋部骨盆。伴有脊柱转移的晚期前列腺癌，如果脊柱骨折或者肿瘤侵犯脊髓，可导致神经压迫，进而引起瘫痪，需要立即去医院急诊治疗。淋巴结转移通常不引起症状，有1/2~2/3的患者在初次就医时就已有淋巴结转移，多发生在髂内、髂外、腹膜后、腹股沟、纵隔、锁骨上等部位。少数情况下，可因压迫血管，阻塞下肢淋巴回流出现腿部肿胀。如果前列腺癌侵犯膀胱底部或者盆腔淋巴结广泛转移，会出现单侧或双侧输尿管（将尿液从肾脏引流到膀胱的通道）梗阻。输尿管梗阻的症状和体征包括少尿（双侧输尿管梗阻时则无尿）、腰背痛、恶心呕吐等，合并感染时可出现发热。

3. 全身症状　对于晚期进展性前列腺癌，可能出现疲劳、体重减轻、全身疼痛等症状。由于疼痛严重影响了饮食、睡眠和精神，经受长期折磨，全身状况日渐虚弱、消瘦乏力、进行性贫血，最终可致全身衰竭出现恶病质。

📞 怎样早期发现前列腺癌

前列腺癌和其他癌症一样，如能做到"早发现，早诊断、早治疗"，是极好的。做好前列腺癌的普查、筛查工作对早期发现前列腺癌至关重要。发现的越早，治疗效果越好，治愈的可能性越大。目前，美国的前列腺癌患者中有将近90%属于早期前列腺癌，5年生存率达90%以上，这主要归功于前列腺癌普查，这一点值得我们学习。

普查的项目主要包括：直肠指检、血清PSA（前列腺特异性抗原）检查，必要时可进一步行经直肠前列腺超声检查。如果发现任何一项有异常，则需行前列腺穿刺活检术，明确病理诊断。美国泌尿外科学会（AUA）和美国临床肿瘤学会（ASCO）建议：50岁以上男性每年应接受例行的直肠指检（DRE）和PSA检查。对于有前列腺癌家族史的男性人群，应该从 45 岁开始进行每年一次的检查。根据我国实际情况，专家建议 50 岁以上的男性应至少每两年检测一次 PSA，有前列腺癌家族史的朋友，检测年龄须提前到 45 岁。

☎ 前列腺癌的诊断

前文已述，由于前列腺癌早期症状不明显，且前列腺癌晚期症状缺乏特异性，故目前前列腺癌的诊断主要依赖于相关检查检验以及前列腺穿刺。相关检查的基本知识已经在本书第一篇《基础知识》，此处主要介绍与诊断有关的检查结果。

1. 直肠指检（DRE） 大多数前列腺癌起源于前列腺的外周带，直肠指检对前列腺癌的早期诊断和分期都有重要价值。由于直肠指检可能会影响下文提到的 PSA 值，故直肠指检应在抽血查 PSA 后。

前列腺癌的指检表现为腺体不对称增大、结节坚硬如石、高低不平、中央沟消失、腺体固定。直肠指检是无创检查，且不增加患者的经济负担，是诊断前列腺癌的简单有效的检查手段。需要注意的是，直肠指检不能替代影像学检查。

2. 前列腺特异性抗原（PSA） PSA 是指前列腺特异性抗原，是目前筛查前列腺癌的主要手段，具有很高的敏感性。当血清 PSA（tPSA）>10ng/ml 时，应高度怀疑前列腺癌。

由于 PSA 检查受很多因素的影响，且任何检查都存在误差。对于偶尔一次的 PSA 异常，不要过于惊慌，如果是已经确诊前列腺癌在接受内分泌治疗的患者，尤其如此，可短期内复查以获取相对准确的结果，但是如果几次检查都升高，就要警惕了。对于尚未诊断为前列腺癌而进行 PSA 筛查的患者，如果发现 PSA 异常，应到专科医生处就诊；如果肛诊及超声等检查都正常，可短期复查 PSA；若仍异常，则需要进行前列腺穿刺活检。如果肛诊或超声等发现异常，应高度警惕，及时活检。

定期进行 PSA 检查可早期发现前列腺癌，提高前列腺癌根治的几率。前列腺癌的患者，PSA 水平会逐年升高，定期进行 PSA 检查，可在出现临床症状前就发现 PSA 异常，提示人们进一步检查，从而较早地发现前列腺癌，改善预后。

3. 经直肠超声检查（TRUS） 前列腺癌在经直肠 B 超中的典

型征象为外周带低回声结节，通过经直肠 B 超可以初步判断肿瘤的体积大小。但经直肠 B 超对前列腺癌的诊断特异性比较低，发现前列腺低回声病灶需要与正常前列腺、前列腺增生、前列腺炎等相鉴别。

4. CT 与磁共振成像（MRI） CT 及 MRI 对前列腺癌的临床分期有指导意义，磁共振波谱学检查（MRS）在前列腺癌的诊断中有一定意义。此外，MRI 可显示包膜的完整性、周围组织及器官受累、盆腔淋巴结及骨转移等情况，这是前列腺癌临床分期的主要依据。基于前列腺多参数 MRI 的 PI-RADS 分类评分系统在前列腺癌的诊断中具有重要意义。

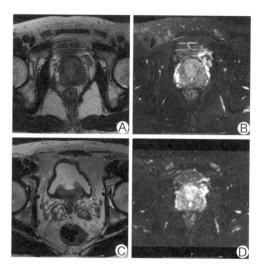

前列腺多参数 MRI 图像

对于不能做 MRI 的情况，如体内有金属植入物，也可以行 CT 检查，虽然 CT 对早期前列腺癌诊断敏感性低于 MIR，但 CT 对于临床分期仍具有重要价值。

5. 同位素骨扫描（ECT） 前列腺癌最常见的远处转移部位是骨骼。进行全身骨扫描，可比常规 X 线片提前 3~6 个月发现骨转移灶，敏感性较高但特异性较差。一旦前列腺癌诊断成立，建议进行骨扫描检查（特别是 PSA>20ng/ml，Gleason 评分 >7 的患者），有助于准确判断前列腺癌的临床分期。一般来讲，PSA 低于 20ng/ml 的前列腺癌患者发生骨转移的机会较少，但是，近年来仍发现部分患者的 PSA 较低，而骨扫描或其他检查发现骨转移病灶。因此，目前很多医院对于确诊的患者都建议进行骨扫描检查，尤其是打算接受前列腺癌根治性切除的患者，在术前接受骨扫描非常必要。

6. 前列腺穿刺活检 组织学检查是癌症诊断的"金标准"。前列腺系统穿刺活检是诊断前列腺癌最可靠的检查。目前前列腺穿刺多在经直肠 B 超的引导下进行。由于前列腺穿刺可能会影响到影像学临床分期，因此，前列腺穿刺活检应在 MRI 检查之后进行。前列腺穿刺有假阴性的可能，如果 PSA 等异常，虽穿刺结果为阴性，但不能认为"警报"完全解除，要严密随访，必要时需重复穿刺。

☎ 前列腺癌的病理分级

行前列腺穿刺确诊后，病理科医生会在显微镜下观察您的病变部位，并在病理单中给出病理分级。目前前列腺癌的病理分级常用的是 Gleason 评分系统。前列腺癌组织分为主要分级区及次要分级区，每区的 Gleason 分值为 1~5 分，两区相加即为 Gleason 评分。Gleason 评分≤6 分为低危；7 分为中危；8~10 分为高危。

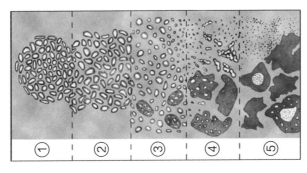

Gleason 评分示意图

☎ 前列腺癌的临床分期

根据患者直肠指检、CT、MRI、骨扫描及淋巴结病理检查结果来明确临床分期，可以指导治疗和评价预后。目前多使用 TNM 分期系统。其中 T 代表原发肿瘤局部情况，主要通过直肠指检和影像学检查确定：T0 无原发肿瘤证据；T1 不能被扪及影像学发现的临床隐匿性肿瘤；T2 局限于前列腺包膜内；T3 肿瘤突破前列腺包膜或侵犯精囊；T4 肿瘤侵犯除精囊外的其他临近组织，如膀胱颈、尿道括约肌、直肠、肛提肌及盆壁。准确地区分出局限于包膜内的前列腺癌（T1–T2）和侵犯至包膜外的前列腺癌（T3–T4），对于指导患者的治疗选择非常重要。N 代表淋巴结情况，只有淋巴结病理检查后才可准确了解：N0 无淋巴结转移；N1 有淋巴结转移。M 代表远处转移，前列腺癌常发生骨转移，常用骨扫描、MRI、X 线来评估转移情况：M0 无远处转移，M1 有远处转移。

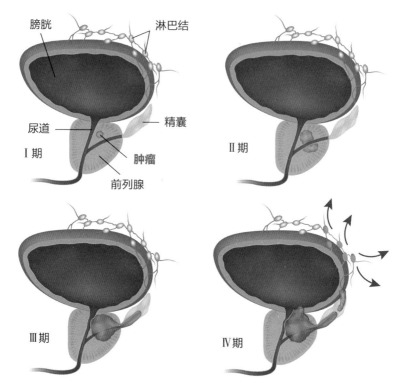

前列腺癌分期

☎ 前列腺癌危险因素分析

根据患者血清PSA、Gleason评分和临床分期将前列腺癌分为低、中、高危三个等级，以便指导治疗和判断预后。

	低危	中危	高危
PSA（ng/ml）	<10	10~20	>20
Gleason 评分	≤6	7	≥8
临床分期	≤T2a	T2b	≥T2c

☎ 前列腺癌有哪些转移途径

肿瘤能导致死亡的主要原因是其能够转移的生物学特性，肿瘤细胞可以通过血液、淋巴、直接蔓延三种主要方式在人体内"开枝散叶"，从而影响转移器官的结构和功能，最终引起全身衰竭而导致死亡。前列腺癌转移又有其自身特点。

1. 直接蔓延 顾名思义，直接蔓延就是前列腺癌可以突破前列腺包膜向局部扩散，直接侵袭浸润邻近组织器官。从部位上来说，首先侵犯精囊、膀胱、输精管、盆壁组织等。

2. 淋巴道转移 与直接蔓延不同，它指的是前列腺癌沿淋巴管转移，最常见的是转移至盆腔淋巴结，少数也可见腹膜后、纵隔及锁骨上淋巴结转移；个别可发生腹股沟淋巴结转移。

3. 血行转移 也较多见，即癌细胞侵入血管并随血流转移，最常见为骨转移。少数可见肺、肝、脑、胸膜、肾上腺等内脏转移。

综上所述，虽然前列腺癌有多种转移路径，但最易发生骨转移，在所有发生远处转移的患者中有 70% 以上存在骨转移，最常见的骨转移部位是脊椎骨、骨盆、股骨上段等承重骨。前列腺癌发生骨转移后，X 线检查常显示转移灶所在部位的骨密度增高，称为成骨性骨转移。但有时也会呈现出骨质的溶解和破坏，称为溶骨性骨转移，大多由前列腺神经内分泌癌引起。盆腔淋巴结也是较常见的转移部位，如果淋巴结肿大明显压迫血管和神经，还可出现下肢肿胀和疼痛的症状。出现骨痛已经是比较晚期的症状，很多患者往往在这个时候才就医，错过了最佳的治疗时机。

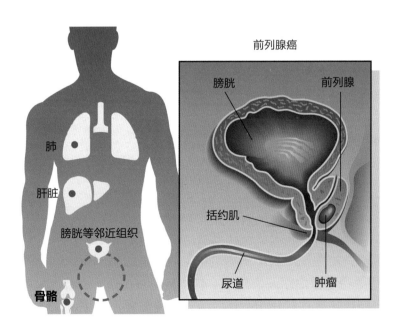

03 前列腺癌的治疗

➡ 前列腺癌个体化治疗方法 ➡ 前列腺癌的放射治疗
➡ 前列腺癌的手术治疗 ➡ 前列腺癌的内分泌治疗
➡ 前列腺癌的术后辅助治疗 ➡ 前列腺癌的化疗
➡ 手术后的那些事 ➡ 骨转移的诊疗

前列腺癌个体化治疗方法

很多患者在医院确诊前列腺癌后,就自己到处打听,查找相关书籍,想看看前列腺癌到底如何治疗。结果资料倒是找了一大堆,可看来看去却是一头雾水。打针、吃药、切睾丸、根治、放疗、氩氦刀,好像每种治疗都非常有效,到底应该如何选择呢?

的确,前列腺癌的治疗方法很多,从创伤较大的根治性手术到基本没什么痛苦的打针、吃药都可以对前列腺癌产生良好的治疗效果。长期的医学实践表明,必须针对患者个体的情况选择不同的治疗方法,否则不但难以达到满意的治疗效果,甚至可能延误治疗的时机。具体地讲,应对患者预期寿命、全身状况、肿瘤分期、恶性程度等多方面因素进行综合评估来选择恰当的治疗方法,"量体裁衣"战胜病魔。下面我们将对前列腺癌主流治疗手段做一简单介绍,供您参考了解。

☎ 前列腺癌有哪些治疗手段

随着医疗技术和设备发展进步,治疗前列腺癌的手段日新月异,种类繁多,大体分为手术疗法和非手术疗法。具体而言,主要包括:

1. 等待观察治疗 也就是主动监测前列腺癌的进程,只有在出现病变进展或临床症状较为明显时给予其他治疗。这个方法仅仅适于少数肿瘤分期较低、分化较好或预期寿命较短的患者。

2. 前列腺癌根治性手术 是治疗早期或部分中期前列腺癌患者达治愈效果的最主要手段。主要包括传统开放手术以及腹腔镜下列腺癌根治术。

3. 前列腺癌外放射治疗 也就是我们通常所说的"放疗"。

4. 前列腺癌近距离照射治疗 是把放射性的粒子植入前列腺内杀灭肿瘤细胞的方法。

5. 前列腺癌内分泌治疗 因为前列腺癌是依赖雄激素发展的，如果能减少患者体内的雄激素，就能缓解前列腺癌的病情，内分泌治疗正是据此发展而来。包括去势治疗和雄激素阻断治疗。其中去势治疗又包括手术去势（切除双侧睾丸）和药物去势［如亮丙瑞林（抑那通）、戈舍瑞林（诺雷得）、曲普瑞林（达菲林）等］。去势加抗雄药物最大限度地阻断雄激素的作用即所谓的"全雄阻断"，是目前最常用也是对多数患者效果较为理想的内分泌治疗手段。

6. 试验性局部治疗 冷冻治疗、高能聚焦超声治疗、组织内肿瘤射频消融等。

🔧 如何选择适合的治疗方法

前列腺癌的治疗手段众多，如何选择应具体情况具体分析。

等待观察治疗 只适合低危前列腺癌（PSA 值介于 4~10ng/ml，Gleason 评分≤6，阳性活检指数≤3，每条穿刺标本的肿瘤≤50%，临床分期≤T2a）的患者，或者是预期寿命较短，以及治疗带来的并发症大于延长寿命和改善生活质量获益的患者。

前列腺癌根治性手术 对于预期寿命≥10 年，健康状况良好，没有严重心肺脑疾病，可以耐受手术的早期和部分中期前列腺癌患者可以考虑采用前列腺癌根治手术。肿瘤分期≥T3a 或 Gleason 评分≥8 或 PSA>20 的高危患者，严格筛选后可行根治术并辅以综合治疗。

前列腺癌外放射治疗 由于不同的治疗目的（根治性、辅助性及姑息性放疗），基本适用于几乎所有分期的患者，国内主要用于晚期患者的治疗。

前列腺癌近距离照射治疗 主要适用于早期、恶性程度较低，同时 PSA<10ng/ml 的患者，尤其适用于不能耐受前列腺癌根治术的高龄

前列腺癌患者，部分患者甚至可达到前列腺癌根治手术的效果。

内分泌治疗 通常适用于晚期前列腺癌患者，或者属于早中期但因各种原因不能行前列腺癌根治术的患者，以及行根治术后又复发的患者。

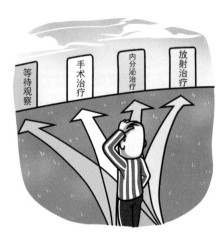

路在何方

总之，前列腺癌治疗方法的选择需要具体情况具体分析，一旦确诊为前列腺癌，应该听从医生的建议，根据每个人的具体病情采用个体化的治疗方案。

近年来，MDT（临床多学科工作团队）诊疗模式已在很多西方发达国家和地区悄然兴起，它代表了当前恶性肿瘤治疗的国际趋势，包括同济医院在内的国内少数几家大型教学医院也正在探索恶性肿瘤的MDT诊疗模式。MDT诊疗模式是通过多学科协作，结合每个病人的具体病情，权衡利弊，确定出科学、合理、规范的最佳治疗方案。

🔊 确诊前列腺癌就要马上治疗吗

随着人们生活习惯的改变以及医疗检测方法不断更新和发展，恶性肿瘤的发病率越来越高。大家一贯认为患了恶性肿瘤就无法医治，肿瘤扩散、转移甚至死亡只是早晚的事情。其实，这完全是对恶性肿瘤认识上的误区。不同部位的肿瘤以及同一部位不同程度的肿瘤，它们的最终结局可以说千差万别。

前列腺癌就是病程进展相对较慢的一种。通常来说，前列腺癌的生长、扩散、转移要比肺癌、肝癌等恶性肿瘤缓慢得多。曾经有国外的研究人员对尸体的前列腺进行研究，发现其中一些前列腺里存在部分癌细胞，但他们生前并没有表现出前列腺癌的相关症状。长期的临床观察也表明，相当一部分早期前列腺癌患者即使未经过任何治疗，其病情也并没有迅速进展。

但是早期前列腺癌患者，并不是每个人都只能随访而不做治疗。只有符合下列情况的患者，才能考虑采取密切随访观察而不立即处理：①血 PSA<10ng/ml。②患者本身的预期寿命短。③肿瘤病理分级低。

当然，我们重申，病情总是在千变万化的，最终的治疗方案还需您的主治医生根据具体情况而定，因为只有医生最了解您的个人病情情况。

前列腺癌的手术治疗

前列腺癌根治术是怎么回事

如前所述，如果早期前列腺癌患者的年龄较大、肿瘤分化程度高、体积小，可以暂时采取"等待观察"的方法，密切监测病情变化。然而，适合"等待观察"的患者并不是很多，多数患者还是需要采取积极的治疗。

前列腺癌根治术是经典的治疗方法，被认为是治疗局限性前列腺癌的"金标准"，至今已经应用了 100 多年。简单地说，前列腺癌根治术就是手术切除前列腺，将隐藏在前列腺内部的癌细胞彻底清除，从而达到根治目的，医学上也称为"根治性前列腺切除术"。

1904 年，约翰·霍普金斯医学院的泌尿外科医生 Huge Hampton Yang 首次施行前列腺切除术治疗前列腺癌的病人，当时使用的是经会阴前列腺根治性切除术。术后 6 年半，这位患者因其他疾病死亡，尸检时发现原来的前列腺癌已经完全"清除干净"，也没有再出现新的癌细胞。目前，主要有三种手术方式：

1. 传统的经会阴或经耻骨后前列腺癌根治术，也就是开放手术；

2. 腹腔镜前列腺癌根治术；

3. 机器人辅助腹腔镜前列腺癌根治术，常称为机器人手术。

由于前列腺的解剖位置特殊，使得前列腺癌根治术的手术操作难度相当大，术中、术后可能出现较多的并发症，被公认为泌尿外科最难的手术之一。

手术主要是完整地切除整个前列腺，然后把膀胱和尿道直接缝合起来，这样尿液就能直接从膀胱经尿道排出了，同时还要切除双侧精囊、双侧输精管壶腹段、膀胱颈部，对于中高危前列腺癌应进行盆腔淋巴结清扫，以防止肿瘤的转移。手术治疗效果相对较好，但手术风险也相对较大，存在一些手术并发症，包括手术中大出血、直肠损伤、手术后尿失禁、排尿困难、性功能障碍等。随着医疗技术的不断改进和医生熟练程度的提高，并发症的发生率也逐步减少。

现在手术主要达到3个目的：①彻底切除前列腺癌，延长患者生存期；②避免术后尿失禁，尽快地恢复控尿功能；③尽可能地保留阴茎勃起功能，但保证彻底地清除肿瘤依然是首要目的。因此，绝大部分施行该手术的患者，都能达到满意的疗效。

📷 前列腺癌根治术效果如何

一般来说，前列腺癌根治术是一种疗效好、死亡率低、多数患者可耐受的手术。但是，具体的情况依然是因人而异的，肿瘤生长范围不同、癌细胞恶性程度不同、病人身体状况不同等因素，都会影响手术效果。

肿瘤局限在前列腺包膜以内的患者施行前列腺癌根治术有治愈的机会。一般说来，肿瘤局限于前列腺的一侧叶，根治术后15年无癌生存率达50%~70%。但是，如果前列腺两侧叶均有肿瘤，约有50%的患者肿瘤已侵犯精囊，同时有25%~35%的病例有淋巴结转移，根治术后15年无癌生存率为25%。所以肿瘤的分期与预后息息相关。

总之，对于有机会施行前列腺癌根治术的患者，手术治疗无疑是最佳选择。

📷 什么是腹腔镜前列腺癌根治术

腹腔镜手术也就是平时所说的"微创手术"。目前主要有两种手术方式，分别为：经腹膜外路径（TLRP）和经腹腔路径（ELRP）。手术时，医生只需在下腹部切开几个一角钱硬币大小的口子，然后把腹腔镜窥镜和操作器械放进去，在显示屏幕的监视下，完成前列腺癌根治术，整个手术过程中不需用手接触手术部位。随着技术的进步，术中出血量极少，几乎已经达到了"兵不血刃"的境界。

由于电视摄像系统已经将手术区的器官组织放大，医生能更加清楚地辨认神经、血管等细小组织，因此，切除前列腺肿瘤及周围相关组织更加精细，所以不会影响手术的切除范围，更不会导致肿瘤残留等风险。

📞 机器人手术是机器人做的吗

2000年，Abbou等首次报道了机器人辅助腹腔镜前列腺癌根治术（RALP），揭开了前列腺癌治疗的新篇章。目前，欧美国家上万例的RALP手术结果表明，其较常规腔镜手术表现出明显优势，已成为欧美等发达地区早期前列腺癌根治术的首选方式。手术机器人因为出血少、恢复快，被誉为西医发展史的"神来之笔"。近年来，包括武汉同济医院在内的国内多家医疗中心引进达·芬奇(da Vinci)机器人手术系统，并广泛开展机器人辅助腹腔镜前列腺癌根治术。

手术时，并不是像科幻片里那样由机器人完成手术，而是由外科医生坐在控制台前，将手指放入相应"指套"内，通过控制手柄，"远程"操纵机械臂尖端的动作，就像战士操作"战斗机甲"。医生手上的动作通过计算机系统"过滤抖动"后被缩放成更精细的操作，加上

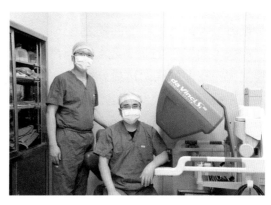

王少刚教授（右）与王志华教授（左）在控制台前准备手术

视野框里放大的三维立体高清摄像，最大限度地解放了医生的手和眼睛。机械臂还能完成超越人手生理极限的动作，就像"八爪章鱼"一样，活动更加灵活，因此非常适于在盆腔狭小的空间内进行精细操作。

与经典的腹腔镜手术相比，机器人手术操作更为精细，出血量更少，切缘阳性率及中转开腹率更低，能提高手术操作的灵敏度、降低手术难度，同时显著减少手术时间。但由于达·芬奇机器人手术系统设备昂贵，尚未能在我国广泛开展，现在主要集中在部分大型三甲医院。但随着经济水平的提高，我们相信一定有更多患者能够受益于这项人类科技成果。

📞 腹腔镜手术和开放手术哪一个更好

两种方法都有其优点，也有其局限性，但是两者疗效相比并没有

太显著的差别。腹腔镜手术损伤小、恢复快，但技术操作难度相对较高，需要由经验丰富的医生施行，费用较开放手术而言昂贵。开放手术创伤相对较大，术中术后并发症相对较多，患者恢复慢，而费用相对少。

具体选择哪一种手术方法，在医生根据病情和当地的医疗条件提出可选择的相关治疗方案后，患者可结合自身疾病情况和经济状况决定。当然，根据病人的具体情况不同，也有部分接受腹腔镜手术的病人需要转为开放手术。

☎ 前列腺癌根治术后是否会丧失性功能

前文说到前列腺癌手术十分复杂，是泌尿外科难度最大的手术之一，术后往往会产生一些并发症。而术后的性功能会不会受到影响，是很多患者最为关心的问题之一。

大家要了解的是，勃起功能是受神经支配的。支配勃起的神经在哪里呢？在前列腺两边后外侧方，各有一名为"神经血管束"的结构，支配阴茎勃起的神经就包含在这个结构当中。以前传统的前列腺癌根治手术为了能尽可能彻底地切除病变，通常会损伤"神经血管束"，从而导致大部分患者术后遗留有勃起功能障碍。

近年来开展的前列腺癌根治术是在确保肿瘤切除彻底的前提下，尽可能完整地保留神经血管束，从而尽可能保留性功能，很多患者术后因此获益。但是也有一部分患者即使施行了保留神经血管束的手术，术后仍然出现勃起功能障碍，这一方面是由于神经血管束的解剖变异较多，也就是有些人勃起神经长得和常人位置不一样，术中容易受到损伤；另一方面，也有可能是手术中损伤了供应阴茎的血管或海绵体，从而导致术后阳痿。

但一般说来，近年来随着神经血管束保护技术的发展，大多数病人术后可保留正常的性功能，具体来说，一般术后一年 3/4 的病人可恢复正常性功能。

☎ 前列腺穿刺后为什么不能立即手术

通过前列腺穿刺确诊为前列腺癌后，即使经医生评估能够耐受前列腺癌手术治疗，大多数情况下医生也仍然会要求等待 6~8 周以后才能进行手术。这是为什么呢？

患者采取前列腺穿刺后，前列腺及周围组织如直肠等出现出血水肿现象，发生炎症反应，前列腺将会与周围组织严重粘连。如果这时候立即手术，则会出现解剖结构层次不清晰，手术中难以把前列腺与周围组织完整分离开，进而产生组织损伤以及切除不彻底等后果。而等待一段时间，前列腺及周围组织炎症、水肿会渐渐消退，等基本恢复正常解剖关系时再施行手术，手术将会更为顺利，效果也必然会更好。由于前列腺癌本身属于发展较慢的一种肿瘤，必要的等待不会影响大局，肿瘤也不会在这一小段时间内突飞猛进。

在诊疗过程较为常见的一种情形是，确诊的患者和家属辗转往返于各大医院，想尽一切办法期望医生能尽快手术，虽然心情可以理解，但这样做是不妥的。如果您也是刚进行过穿刺的患者，希望您即使换了一家就诊的医院，也不要隐瞒这一事实，避免不必要的麻烦。

哪些人可以进行根治手术

多数情况下如果被诊断为恶性肿瘤，绝大多数人首先的反应就是究竟可不可以手术，而前列腺癌根治手术恰好是治疗前列腺癌行之有效的一种方法，它能够尽其所能地切除病变，对很多早期前列腺癌患者能达到临床治愈的效果。但这并不是说所有的前列腺癌患者都可以进行手术。能否做这样的手术，需要满足一定条件的，也就是医生们通常所说的手术指征。具体如下：患者的预期寿命≥10年，身体状况良好，没有严重的心肺疾病，同时属于肿瘤局限在前列腺包膜以内的早期前列腺癌。不过需要注意的是，即使有些患者符合上述条件，但血PSA较高（>20ng/ml）或肿瘤的恶性程度较高（Gleason评分>7），则行前列腺癌根治术效果欠佳，一般术后仍然需要加以辅助治疗。

在等待手术期间需要注意什么

前列腺癌根治术手术难度大，对患者的生理和心理都是很大的挑战。前列腺癌患者多为老年人，身体各部分机能均有所下降，部分患者同时合并有心、脑、肺等其他系统的疾病，因此，手术前适当的准备十分必要。

首先，从心理准备来说，应该保持良好的心态，避免过度焦虑。任何人知道自己得了癌症都不可能熟视无睹，有些担心是可以理解的。

但是，过分的紧张和焦虑非但不可取，而且会对手术的效果产生影响。况且既然有机会手术治疗，就并不算太晚，还是有治愈机会的。如果能以良好的心态面对疾病，树立战胜疾病的信心，对于病情的恢复是很有帮助的。

其次，患有心、脑、肺等疾病的患者应该到相应的内科医生处进行询问，坦诚告诉医生自己的情况，以便内科医生根据病情调整用药并进行相应的处理。比如高血压、糖尿病患者要把自己的血压和血糖控制在合理的范围内。对于需要长期服用阿司匹林的患者，要求术前至少停药一周，以免术中和术后出现无法控制的大出血。

同时，还需要保持良好的生活习惯。若是吸烟者，术前需严格戒烟至少2周，并且不能饮酒，只有这样才能在术前保持良好的身体状态，耐受手术。

总而言之，前列腺癌患者必须了解：疾病的治疗从来都不是从进手术室才开始，而是在等待的手术的过程中就已经开始了。在术前将自己调整到相对良好的状态，也会取得事半功倍的效果。

前列腺癌的术后辅助治疗

什么是术后辅助内分泌治疗

尽管前列腺癌根治术是早期以及部分中期前列腺癌患者可选择的最佳治疗方案，但并非所有施行该手术的患者都能达到彻底治愈的目的，有相当一部分患者会出现术后复发或转移。这是因为在施行前列腺癌根治术之前，一部分患者已经出现了邻近淋巴结转移或伴有微小转移灶的发生，甚至部分患者的肿瘤分期被低估，手术切缘阳性。对于这些切缘阳性的患者，术后给予内分泌治疗或放疗，可提高治愈率。对于那些高危前列腺癌或者术中发现肿瘤已侵犯包膜等情况，术后给予辅助内分泌治疗可改善生存率，减少复发。因此，这些患者术后进行辅助内分泌治疗是必要的。

术后辅助内分泌治疗的理论依据其实很简单。因为大部分前列腺癌细胞属于雄激素依赖型，这也就是说，肿瘤细胞的生长，需要雄激素这个"营养"。内分泌治疗的作用在于能从源头上阻断雄激素，也就是切断前列腺癌细胞的"营养"，从而"饿死"残存的肿瘤细胞。

哪些患者需要进行辅助内分泌治疗

术后辅助内分泌治疗的目的是治疗切缘残余病灶、残余的阳性淋巴结、微小转移病灶，提高长期存活率。主要适用于以下患者：

1. 根治术后病理切缘阳性；

2. 术后病理淋巴结阳性，即证实有淋巴结转移；

3. 术后病理证实为 T3 期（肿瘤侵犯前列腺包膜外或精囊）或 ≤T2 期（肿瘤局限在前列腺包膜内）但伴高危因素（Gleason 评分 >7，PSA>20ng/ml）；

4. 局限性前列腺癌若伴有高危因素（Gleason 评分 >7，PSA>20ng/ml），在根治性放疗后可以进行辅助内分泌治疗；

5. 局部晚期的前列腺癌放疗后可以进行辅助内分泌治疗。

虽然 T2 期患者肿瘤局限在包膜以内，但是仍有 1/4 的人出现手术后复发。而 T3 期患者的复发率则更高。对于 1、2 类患者，由于复发率和转移率都很高，也应该行术后辅助治疗，以提高远期存活率。所谓高危前列腺癌患者，也是术后需要进行辅助内分泌治疗的人群。

如何进行辅助内分泌治疗

前列腺癌根治术后辅助内分泌治疗，包括去势治疗（分为睾丸切除术和药物去势）、抗雄激素治疗和最大限度雄激素阻断治疗（MAB），以 MAB 法应用最多，即黄体生成素释放激素类似物和抗雄激素药物的联合治疗。对于术后辅助治疗时机的选择，目前尚无统一标准。通常情况下，可以选择术后即刻辅助治疗、PSA 进展期辅助治疗或临床进展期辅助治疗。近年来临床研究表明，前列腺癌根治术后或放疗后即刻进行辅助内分泌治疗能显著提高患者的远期生存率。因此若无特殊，主张在前列腺癌根治术后或放疗后即刻进行辅助内分泌治疗。这里的"即刻"是指根治术后不超过 2~3 个月。

具体如何进行辅助内分泌治疗及治疗方案应结合患者的实际情况确定。

有些人认为所有肿瘤手术后都要进行化疗等辅助治疗，比如胃癌、乳腺癌等。但前列腺癌根治术后的患者并不需要常规化疗或放疗。只有当前列腺癌进入去势抵抗阶段（CRPC），也就是雄激素阻断治疗依然无法阻止前列腺癌进展，才需要进行化疗等其他治疗。而术后即使发现了复发或淋巴结转移，也并不需要立刻化疗，而是首选内分泌治疗。如果根治术后病理报告为切缘阳性，那么术后可以进行辅助放疗，效果比较理想。对于大部分患者，如果切缘阴性，可不必放疗。

手术后的那些事

手术后要多久复查一次

虽然大多数前列腺癌患者根治术疗效较为满意，但并不代表手术后就可以高枕无忧。相当一部分前列腺癌患者在接受手术后仍可能出现复发。如果能够做到早期发现术后复发，赶在病情进一步进展前采取应对措施，可以大大提升远期生存率。因此，前列腺癌根治手术

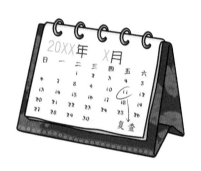

后的随访十分重要。一般推荐术后半年内每个月复查一次；2 年内每 3 个月复查一次；2 年后每半年复查一次；5 年后每年复查一次。必要时应该配合医生缩短随访间隔时间。

为什么手术后 PSA 仍然很高

PSA 在术前作为前列腺癌筛查手段之一，在术后也依然是非常关键的监测指标。通常来说，成功的前列腺癌根治术 6 周后基本不能检测到 PSA。如果 PSA 仍然很高，则说明体内仍有产生 PSA 的组织，即残留的前列腺癌病灶。可能的原因有以下两点：

1. 术前低估了肿瘤分期，致使未能彻底切除肿瘤组织。因为手术前分期的主要依据是影像学资料（如磁共振或 CT），但通过它们只能大致

判断肿瘤的范围,有些图像上显示为正常的组织其实已经有癌细胞浸润。手术时,这些含有癌细胞的组织可能就被当作正常组织保留了下来。

2. 有些病人已经出现淋巴结或远处转移,但相关检查并没有发现。由于医学检查的局限性,只有当肿瘤生长到一定的大小,影像学检查才能发现异常。也就是说已经发生了转移,但由于病灶太小,从检查图像上依然无法显示出来。

如果发现术后 PSA 仍然很高,过分担忧是无济于事的,这时应该向您的主治医生寻求帮助,向他提供手术前后的资料,仔细、耐心地听他分析您的病情,共同寻找 PSA 仍然较高的原因,然后再采取进一步的治疗措施。

📢 什么是生化复发

医学上定义的生化复发是指前列腺癌根治术后 PSA 水平连续 2 次 ≥0.2ng/ml,这是目前国际上一致认可的标准;而对于正在进行放疗的患者,PSA 值比放疗后最低值高 2ng/ml 时即为生化复发。简单地说就是 PSA 的"死灰复燃",检查数值明显上升,但是临床上尚未出现相应症状。生化复发的患者疾病发展较慢,有一半的患者从生化复发到临床转移需要 8 年的时间。

在确诊为生化复发后,医生还会继续全面评估是否发生临床复发。如已发生临床复发,则继续判断仅是局部复发,还是存在淋巴结转移或远处转移。通常采用骨扫描(ECT)检查来确定有无骨转移。此外,如果肛诊异常还需要对肿块进行穿刺活检。目前对于生化复发的治疗选择有:①观察等待;②挽救性放疗;③内分泌治疗;④化疗。

📢 生化复发就是肿瘤复发吗

生化复发并不等同于肿瘤复发,是否肿瘤复发需要经过检查与评估来判断。生化复发其实就是术后单纯的 PSA 出现了复发,而体内肿瘤通常无复发证据。

研究调查显示,前列腺癌接受根治术后有 27% 的患者在 10 年内发生局部复发或远处转移;根治性放疗后有 53% 的患者在 10 年内发生局部复发或远处转移。一些关于前列腺癌根治术后 PSA 复发研究的十年数据显示,术后 PSA 无进展率为 47%~77%。前列腺癌根治术后生化复发的中位时间（半数患者发生生化复发的时间）变化较大，由不同的病理 Gleason 分级以及复发的位置决定。总体来说，前列腺癌根治术后从生化复发发展到临床复发中位时间是 8 年。患者的预期寿命不仅与 PSA 有关，还与肿瘤的临床分期、肿瘤的病理类型有关，个体之间也存在着差异。

🏠 手术后为什么会出现尿失禁

前文已述，前列腺癌根治术是完整切除前列腺，再将膀胱和尿道吻合，而尿失禁是术后常见的并发症，发生率为 5%~40%，影响生活质量。出现尿失禁的主要原因有：

1. 泌尿系感染　术前就存在尿路感染，却未能彻底控制；术前有尿潴留或膀胱造瘘，未保持无菌引流及预防性应用抗生素不足等；术后留置尿管时间与尿路感染呈正相关。

2. 尿道括约肌损伤　患者因为肿瘤侵犯，为了彻底清除肿瘤，术中不可避免地损伤盆底肌肉、支配膀胱的神经、尿道括约肌，导致术后尿失禁的发生。

3. 膀胱功能障碍　包括膀胱逼尿肌不稳定，膀胱收缩力下降，顺应性下降等，这些往往意味着膀胱功能退化。

4. 年龄　病理结果提示，随着年龄的增加，尿道外括约肌的张力本身就会逐渐退化。此外，年龄增大，病程相对也就延长，膀胱的不稳定性相对更重。

对应治疗方法如下：凯格尔运动（盆底肌锻炼或收缩肛门训练）、生物反馈和电刺激、行为治疗等是尿失禁的基本治疗方法，这其中凯格尔运动是最为简单有效的方法，可作为轻中度尿失禁的初次治疗首选，具体方法参见本书第五篇第二章《家庭护理与预防保健》。生物反馈是借助特殊的治疗仪，监视盆底肌肉电活动，并将这些信息转化为听觉和视觉信号反馈给患者，指导患者进行正确、自主的盆底肌肉训练，并形成条件反射，这个手段应用比较广泛。电刺激的作用是刺激神经和肌肉，通过形成冲动，兴奋交感通路并抑制副交感通路，抑制和降低膀胱收缩能力。因此，生物反馈、电刺激二者结合具有协同作用。药物治疗主要是针对轻度尿失禁患者。目前常用的外科治疗方法有人工尿道括约肌植入术、尿道瓣膜下注射和球部尿道海绵体悬吊术等，但手术同样可能带来一些并发症。

前列腺癌的放射治疗

什么是放射治疗

前面已经向大家介绍了早期前列腺癌最重要的一项治疗，即前列腺癌根治术。然而，在确诊为早期前列腺癌的患者中，部分患者由于年老多病不能耐受手术，而他们的肿瘤分化程度可能较差，分期偏晚，采取等待观察的方式肯定是不合适的。放射治疗和手术治疗效果差不多，但创伤小、能耐受，是这类患者合适的选择。

放射治疗简称放疗，是应用放射线治疗疾病的一种方法。人们很早就发现，用放射线照射细胞时，细胞会慢慢地死亡，而像恶性肿瘤细胞这样增殖活跃的细胞在放射线的照射下死亡得更快。外放射治疗和手术治疗一样，是前列腺癌的根治性治疗手段，被称为不用开刀的"根治术"。

放疗除了可以用来治疗早期前列腺癌，还可用于根治术后发现切缘阳性等患者的术后辅助治疗，以及生化复发患者的挽救治疗（前文已提及）。至于患者的病情是否适合接受治疗，医生会根据前列腺癌的病理分级以及患者的耐受能力、身体状况综合判断。以下介绍仅供读者朋友们了解相关知识。

前列腺癌的放射治疗有哪些方法

主要方式包括体外照射、体内照射、联合放疗和姑息性放疗，下面分别做简要介绍：

1. **外照射法** 外放射治疗就是将放射源与患者保持适当距离照射，射线会从体表透入人体内指定深度，达到治疗的目的。

2. **内照射法** 也称为近距离照射治疗，是将放射源种植于前列腺组织内进行照射。

3. **外照射与内照射联合放疗** 部分患者单纯内照射难以达到理想效果，应先行外照射再进行内照射治疗，联合放疗既能达到治疗目的，又能减少放疗并发症，减轻患者痛苦。

光源

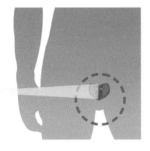
外照射治疗示意图

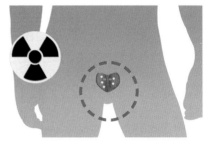
内照射治疗示意图

4. 姑息性放疗　对于发生骨转移伴骨痛的前列腺癌患者，应用外照射低剂量放疗，可有效地缓解疼痛，延长生存时间，提高生活质量。

☎ 什么是放射性粒子植入的内照射治疗

　　近距离照射治疗也称为内照射治疗，就是将放射性粒子密封"种植"到肿瘤表面或肿瘤内部，可以直接放入患者体内进行照射，根据患者需要可以分为永久粒子种植治疗和短暂插植治疗。永久粒子种植治疗即放射性粒子的组织间种植治疗，较为常用。将放射源植入前列腺内，目的是提高前列腺内的局部剂量，而减少对直肠和膀胱的影响。这种放射治疗技术包含三个步骤：制订治疗计划、粒子植入及术后剂量计算与评估。

　　最常用于永久性粒子植入的放射性核素为碘 –125 和钯 –103，在直肠超声引导下经会阴植入。根据 CT 或超声，确定粒子的精确位置，然后获得图像，计算并准确评价前列腺和周围组织的剂量。精确粒子植入组织间照射技术使靶区得到高剂量照射，而正常组织几乎不受影响。内放射治疗疗效好、创伤小，尤其适合于不能耐受前列腺癌根治术的高龄前列腺癌患者。前列腺癌近距离照射治疗有望成为局限性前列腺癌的又一根治方法。

☎ 植入的粒子会影响家人吗

　　在前列腺中植入的粒子其处方剂量所覆盖的范围仅包括前列腺及其周围 3~8mm，治疗主要利用的是肿瘤细胞的基因不稳定，对放射线十分敏感，受到损伤后会很快死亡，而正常组织细胞相对抗性较强，一般不会受到过度伤害。比如碘 –125 粒子作为一种微型放射源，有效放射半径仅为 10mm，在体内半衰期约为 60 天。

综上所述，植入性粒子因为影响距离有限，不会对患者身边的亲人造成影响。

☎ 哪些人适合进行内照射治疗

国内推荐参考美国近距离照射治疗协会（ABS）标准，并不是所有患者均适合此项治疗，而是有一定指征的。

1. 同时符合以下 3 个条件可接受单纯内照射治疗：

（1）临床分期为 T1~T2a 期；

（2）Gleason 评分为 2~6；

（3）PSA<10ng/ml。

2. 符合以下任一条件的应采用内照射治疗联合外照射治疗：

（1）临床分期为 T2b、T2c 期；

（2）Gleason 评分为 8~10；

（3）PSA>20ng/ml；

（4）周围神经受侵；

（5）多点活检病理结果阳性；双侧活检病理结果阳性；

（6）磁共振（MRI）检查明确有前列腺包膜外侵犯。

☎ 前列腺癌放疗的并发症有哪些

前列腺癌放疗的并发症包括短期并发症和长期并发症。

短期并发症或称近期并发症，主要为直肠和泌尿道因放射刺激或损伤引起的不良反应，包括尿频、尿急及尿痛等尿路刺激症状，排尿困难和夜尿增多；大便次数增多及里急后重等直肠刺激症状、直肠炎（轻度便血、肠溃疡）等。里急后重也就是"拉肚子"时的感觉，肛门坠胀感，总是想要排便，蹲下后又排不出来或排的很少。这些症状一般在放疗结束后数周即可消失，是可逆的。

长期并发症或称远期并发症，最常见的是直肠出血和出血性膀胱炎，一般经保守治疗即可改善。此外还有慢性尿潴留、尿道狭窄、尿失禁、膀胱挛缩等。

如果出现以上并发症，应向主治医生寻求帮助，进行相应处理。

前列腺癌的内分泌治疗

什么是内分泌治疗

　　由于大部分前列腺癌细胞属于雄激素依赖型，也就是说肿瘤细胞的生长需要雄激素作为"营养"。内分泌治疗就是阻断雄激素对前列腺癌细胞的营养作用，"饿死"前列腺癌细胞。目前，内分泌治疗包括去势治疗（分为睾丸切除术和药物去势）、抗雄激素治疗和最大限度雄激素阻断治疗（MAB），以 MAB 法应用最多，即黄体生成素释放激素类似物和抗雄激素药物的联合治疗。其他还有抑制肾上腺来源雄激素的合成等治疗策略。

手术去势——睾丸切除术

　　所谓手术去势就是通过手术方式摘除男性睾丸，通俗地说就是"阉割"。由于男性的雄激素大部分来源于睾丸，所以切除睾丸可以使患者体内雄激素水平迅速下降到理想水平，且可终身维持低雄激素水平，对于治疗雄激素依赖性前列腺癌疗效确切。主要的不良反应是对患者的心理影响和不能灵活调节治疗方案等问题。

　　早在 20 世纪 40 年代，美国芝加哥大学的 Huggins 医生在研究正常犬的前列腺时，就已经发现其生长及功能受雄激素的刺激，并为雌激素所抑制。人类前列腺对激素的反应实质上与犬相同。前列腺癌细胞中的绝大多数需要依靠雄激素提供的"营养"才能够生存，一旦去除其赖以生存的雄激素，绝大多数前列腺癌都会逐渐萎缩甚至消失。正是基于这种推理，Huggins 于 1941 年发明了切除睾丸以去除雄激素来治疗晚期前列腺癌的方法，获得巨大成功。时至今日，双侧睾丸切除术已成为晚期前列腺癌内分泌治疗的"金标准"。Huggins 医生也因为在前列腺癌治疗领域中的突出贡献，荣获了 1966 年的诺贝尔生理学或医学奖。

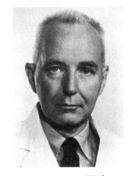

Huggins 医生
（1901-1998）

🏥 药物去势——"打针"

很多患者难以接受手术去势治疗，其实，除了睾丸切除还有其他去势治疗方法，也就是药物去势。首先我们需要向大家介绍一下雄激素的合成分泌过程。男性绝大部分的雄激素（睾酮）的合成与分泌是由"下丘脑—垂体—睾丸轴"精密调控的，这三种腺体各司其职，共同调节睾酮的合成与分泌。

正常下丘脑可以分泌黄体生成素释放激素（LHRH），这种激素可以刺激垂体分泌黄体生成素（LH），LH 经血液循环进入睾丸，刺激睾丸合成分泌睾酮。

LHRH 类似物（LHRH-A）可以模拟人体自身 LHRH 的作用，但生物效应远远强于人体LHRH。在注射 LHRH-A 后，血清 LH 可暂时升高，睾丸分泌睾酮也随之增加，但很快 LH 降至极低水平，导致睾酮也降至很低的水平，从而达到抑制前列腺癌的目的。常见的 LHRH-A 主要有亮丙瑞林（抑那通）、戈舍瑞林（诺雷得）、曲普瑞林（达菲林）等。

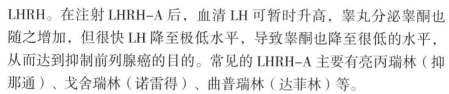

一般注射 3~4 周后可达到去势水平，有极少数患者对激素治疗不敏感，不能达到去势水平。

🏥 睾丸切除与"打针"哪个效果更好

睾丸切除操作较为简单，随着睾丸的切除，体内雄激素水平会迅速下降而达到治疗的目的。相比打针，睾丸切除花费更少，减轻患者的经济负担；无需长期打针，减轻身心负担。但睾丸切除会给患者带来心理创伤，年轻患者会永久丧失性生活的能力。"男子汉"形象受损，影响生活质量。优缺点显而易见。

药物去势的优点在于用药安全、作用可逆、可及时调整方案；可长期或间歇应用、明显提高患者的生活质量；无手术引起的心理和生理创伤。其缺点主要是用药初期会引起睾酮一过性升高，使患者症状加重，需加用其他药物，对于因骨转移导致脊髓压迫的患者应慎用；使用药物达到去势水平需要一段时间；药物价格比较昂贵，并且需要长期用药，部分经济状况较差的患者无法负担。但随着经济发展和技

第
四
篇

前
列
腺
癌

127

术进步，相信药物去势能应用于更多患者，使他们获益。

手术和药物治疗都可以达到去势的目的，它们各有优缺点。条件允许的情况下一般应首先考虑药物去势。在实际临床应用中，要根据不同的治疗需要以及个人的经济能力选择最适合的去势治疗方法。

☎ 为什么"打针前要先吃药"

由于药物去势可能会导致睾酮一过性升高，使症状加重，对于已发生骨转移、骨痛明显或脊髓压迫截瘫的病人应慎用。因此在打针前2周或者当日开始，应口服抗雄激素药物（如比卡鲁胺、氟他胺）至打针后2周，以对抗睾酮一过性升高所导致的病情加重。

☎ 为什么睾丸切除后还要吃药

正常人血液中的雄激素90%来源于睾丸，另外10%来源于肾上腺。

睾丸切除后消除了绝大部分的雄激素，血清睾酮能够降低到原来的5%~10%以下，而在前列腺内部维持癌细胞生长的活性雄激素双氢睾酮（DHT）仅减少一半左右，前列腺内的DHT仍然残留40%左右。这些DHT主要来源于肾上腺，因

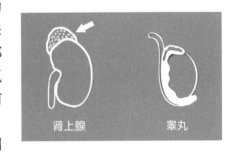

肾上腺　　　　睾丸

此建议患者口服抗雄激素药物（如比卡鲁胺、氟他胺）来阻断肾上腺分泌的雄激素的作用。这样才能彻底阻断雄激素对癌细胞的"营养"，达到治疗目的。

☎ 什么是 MAB 治疗

最大限度雄激素阻断治疗，简称 MAB 治疗，就是同时去除或阻断睾丸和肾上腺来源的雄激素，也就是全方位切断前列腺癌的"营养"供应，联合作用，效果更强。常采用手术或药物去势加上抗雄激素药物治疗。研究表明，MAB 治疗比单纯手术切除睾丸或药物去势可延长总生存期3~6个月，效果更好。

抗雄激素药物有类固醇和非类固醇两类，类固醇类的抗雄激素药物不良反应较大，目前临床很少使用；非类固醇类抗雄激素药物不良反应

较少，如比卡鲁胺（康士得）、氟他胺等，是抗雄激素治疗的一线用药。

☎ 可以只切除睾丸或口服药物吗

单独应用睾丸切除或服用抗雄激素药物也都能使肿瘤体积缩小，进而提高生存率。但是大量研究表明，MAB 治疗相比单纯去势可延长总生存期 3~6 个月，平均 5 年生存率可提高 2.9%，可使死亡风险降低 20%，并可相应延长无进展生存期。对于局限性前列腺癌，应用 MAB 治疗时间越长，PSA 复发率越低。

因此，为了取得更好的治疗效果和更少的不良反应，专家建议最好采用联合治疗的方法，正所谓"团结力量大"，这也是目前临床上最常用的方法。

☎ 什么是间歇内分泌治疗

研究发现，当前列腺癌细胞长期处于低雄激素的生长环境下时，它们会自发地向雄激素非依赖期转变。如果间断地给予雄激素刺激，前列腺癌细胞则可以继续生长，它们将经过更长的时间才会进入激素非依赖状态。

间歇内分泌治疗（IHT）是指采用 MAB 治疗或药物去势 6~9 个月后，若患者 PSA 水平下降到理想状态，即 PSA≤0.2ng/ml，持续 3~6 个月，则停止药物治疗。使患者体内睾酮水平部分恢复，此后定期随访，当 PSA>4ng/ml 则开始新一轮的治疗。

该方案的优点包括：延长内分泌治疗的有效时间，提高患者生活质量，减少药物带来的不良反应，降低治疗成本，而对病变进展和生存时间基本无负面影响。在停止治疗期间，患者的性欲、性功能都能恢复正常，可获得性生活，提高生活质量。

☎ 间歇内分泌治疗的适应证

间歇内分泌治疗有很多优点，但并非所有患者都适合采用，其适应证有：

1. 局限性前列腺癌，无法行根治手术或放疗；
2. 局部晚期患者（T3~T4 期）；
3. 转移前列腺癌；

129

4. 根治术后病理切缘阳性；

5. 根治术或局部放疗后复发者。

特别适合于局限性病灶及经过治疗后局部复发者。对于已经发生骨转移的患者以及高危前列腺癌患者，不适于间歇性治疗。另外，间歇期存在疾病进展的风险。

间歇内分泌治疗要定期复查

采用间歇内分泌治疗的患者在停药期间，要严密监测 PSA 的变化，需每 1~3 个月复查一次 PSA。停药后，PSA 往往会逐渐升高，当 PSA>4ng/ml 则需要开始新一轮的治疗。如果 PSA≤4ng/ml，暂时不需服药，仍然严密观察 PSA。如果只是偶尔一次 PSA>4ng/ml，需进行复查，且排除影响 PSA 升高的因素，如泌尿系统感染等。每次复查的结果应咨询您的主治医生，千万不要擅自做主。

内分泌治疗后要多久复查一次

患者在接受内分泌治疗后应每 1~3 个月复查 PSA，如口服抗雄激素药物则应注意肝功能情况，在开始服药的前 3 个月每月复查一次肝功能，以后每 3~6 个月复查一次。当 PSA 持续升高或者出现骨痛症状，则需要进行骨扫描。如果出现其他不适，还需根据病情进行相应检查。如果患者病情进展较快，应该缩短随访间隔。每次复查的结果应咨询您的主治医生，根据需要调整复查或治疗方案。

长期内分泌治疗对身体的影响

雄激素可以促进新陈代谢、维持性欲和阴茎勃起功能。内分泌治疗会使体内雄激素急剧减少，作用被阻断，人体会出现不同程度的乏力、食欲不振、容易疲劳、容易出汗甚至皮肤潮红等像女性"更年期综合征"一样的症状，随着治疗时间的延长，这些表现会逐渐减轻或消失。性欲丧失和勃起功能障碍（阳痿）是内分泌治疗不可避免的并发症。如果是药物去势，停药 3~6 个月，一般可以恢复，但睾丸切除后性功能不能恢复。骨量减少和骨质疏松在前列腺癌患者中很常见，雄激素阻断治疗的患者骨矿物质密度会进一步减少，骨质疏松症性骨折的发生率明显增加。

口服抗雄激素药物应注意对肝功能的影响，常见不良反应有乳房胀痛、男性乳房女性化、皮肤潮红等。

☎ 内分泌治疗常用的药物

内分泌治疗的药物有很多，常用药物主要有以下几种：

1. 非甾体类抗雄激素药物 也称非类固醇类抗雄激素药物，是目前前列腺癌内分泌治疗最常用的药物。如氟他胺、比卡鲁胺（康士得），该药能阻断雄激素受体，抑制雄激素对前列腺癌的刺激作用，抑制癌细胞的生长。这类药物自身没有激素活性，对心血管基本无影响，并可保持性功能。

主要不良反应有：乳房胀痛，男性乳房女性化，皮肤潮红、恶心、呕吐、失眠和疲劳等，有一定的肝脏毒性。比卡鲁胺（康士得）是一种新型抗雄激素药物，肝毒性很小，不良反应少，作用时间长，每天只需口服一次。

不良反应较轻时随着用药时间延长可逐渐减退或消失，症状较重可以减少药物剂量而得到改善。如果出现严重的不良反应需停药，并及时到医院就诊，一般情况下在停药后这些症状都可消失。

2. 黄体生成素释放激素类似物（LHRH-A） 如亮丙瑞林（抑那通）、戈舍瑞林（诺雷得）、曲普瑞林（达菲林）等，可达到药物去势的效果。在用药的最初2周会引起体内雄激素一过性升高，可导致患者病情短期内加重，故使用前必须先服用抗雄激素药物。

主要不良反应有：可能出现间质性肺炎、过敏样症状等，但发生率很低。药物去势同样会出现雄激素阻断后的不良反应（参见前文"长期内分泌治疗对身体的影响"）。

3. 雄激素生物合成抑制剂 醋酸阿比特龙（泽珂）是最近新研发和应用的雄激素生物合成抑制剂，可以抑制睾丸、肾上腺和前列腺癌细胞合成雄激素。主要用于去势抵抗性前列腺癌（CRPC）的治疗。

☎ 内分泌治疗会一直有效吗

首先可以肯定的是内分泌治疗不会一直有效。

从医学角度来看，绝大多数前列腺癌细胞都是激素敏感性的，也就是在去除雄激素后，细胞的生长便受到了抑制，并逐渐走向死亡。但是，部分癌细胞会逐渐适应"低营养状态"的生活环境，不再依赖雄激素而重新生长，临床上称为前列腺癌转化为激素非依赖期。还有一种理论认为，在患者体内有成千上万的前列腺癌细胞，它们之中可能从一开始就有少数细胞是不依赖雄激素的，在内分泌治疗过程中，依赖雄激素的细胞死亡了，而不依赖雄激素的癌细胞仍然进一步生长、繁殖，这也会使患者进入激素非依赖期。这与"抗生素治疗细菌感染"及"细菌耐药性的形成"是相同的道理。

一旦进入激素非依赖期，单纯采用之前的内分泌治疗方案便无法达到治疗效果，似乎是产生了"抗药性"。遗憾的是，目前的资料表明，几乎所有晚期前列腺癌患者在治疗过程中都会走到这一步。但大家不要灰心，仍然有其他治疗方法。

什么是"二线内分泌治疗"

当口服一种抗雄激素药物（如氟他胺）无效时，替换成另一种抗雄激素药物（如比卡鲁胺）治疗可能会产生一定的疗效。这并不是因为比卡鲁胺比氟他胺更好，如果一开始口服比卡鲁胺，到了一段时间后也会无效，当无效时医生也可能建议再更换氟他胺。因为癌细胞已经对药物产生了抵抗，而这种更换药物的方式就是所谓的"二线内分泌治疗"。

什么是去势抵抗性前列腺癌

很多患者都应该听说过 CRPC，但并不明白是什么意思。CRPC 是"去势抵抗性前列腺癌"的英文缩写，过去称为"雄激素非依赖性前列腺癌"（AIPC）或"激素难治性前列腺癌"（HRPC）。近期研究发现，前列腺癌进展后并非对进一步的激素治疗无效，虽然是去势抵抗但仍然对激素敏感，药学家们据此研发了针对雄激素合成的药物（如醋酸阿比特龙）以及针对雄激素受体的药物（如 MDV3100，TAK700）等。

CRPC 被定义为：经过初次持续雄激素剥夺治疗后疾病依然进展的前列腺癌。应同时具备两个条件：

1. 血清睾酮达到去势水平（<50ng/dl 或 <1.7nmol/L）。

2. 间隔 1 周，连续 3 次 PSA 升高，比最低值升高 50% 以上。

如何处理去势抵抗性前列腺癌

当被诊断为去势抵抗性前列腺癌（CRPC）时，并非是"无药可救"，需要对患者进行全面的检查以评估其目前的病情，如骨扫描等。CRPC的患者雄激素受体仍有活性，因此必须继续雄激素抑制治疗。采用药物去势的患者，如果血清睾酮未达去势水平，应切除睾丸以达到去势状态。醋酸阿比特龙泽珂可以阻断睾丸、肾上腺和前列腺癌细胞合成雄激素，最大程度地降低体内雄激素水平。CRPC的治疗方案比较复杂，此处仅作简要介绍，具体治疗方案应结合患者病情制订。

目前患者可选用的治疗方案包括：

1. 去势治疗：采用药物去势或行手术切除睾丸。保持去势状态十分重要。

2. 内分泌治疗：

（1）只采用去势治疗的患者，加用抗雄激素药物治疗；

（2）采用联合雄激素阻断治疗的患者，可行抗雄激素撤退治疗，即停用抗雄激素药物；

（3）抗雄激素治疗药物互换；

（4）肾上腺雄激素合成抑制剂：如酮康唑、皮质激素（如泼尼松、地塞米松）；

（5）低剂量的雌激素药物：如雌二醇、甲地孕酮等；

（6）醋酸阿比特龙：阻断各种途径雄激素的合成；

（7）采用以多西他赛为基础的化疗。

前列腺癌的化疗

📧 晚期前列腺癌可以采用化疗吗

过去的研究认为，前列腺癌是一种不适宜采用化疗的恶性肿瘤。1988 至 1992 年，先后曾有 26 种化疗药物被用于前列腺癌的单药化疗，但总体反应率仅 8.7%，中位生存期仅 1~12 个月，疗效不佳而且伴随诸多不良反应。

最新研究发现多西紫杉醇、米托蒽醌、雌二醇氮芥、卡巴他赛等药物对前列腺癌有一定的疗效。现在认为化疗是去势抵抗性前列腺癌（CRPC）的重要治疗手段。化疗可以延长 CRPC 患者的生存时间，控制疼痛，减轻乏力，提高生活质量。

常用的化疗方案有哪些

1. 以多西紫杉醇为基础的化疗方案 该药物的不良反应有：过敏反应、骨髓抑制、神经毒性、心血管毒性、肌肉关节疼痛、胃肠道反应、肝脏毒性、脱发、局部反应等。

最严重的是骨髓抑制所致中性粒细胞减少。中性粒细胞是白细胞的一种，与机体的免疫功能直接相关。如果中性粒细胞过少，可能导致患者严重的感染，甚至出现危及生命的败血症等。

2. 以米托蒽醌为基础的化疗方案 该药物的不良反应有：骨髓抑制，引起白细胞和血小板减少；心悸、早搏及心电图异常；恶心、呕吐、食欲减退、腹泻等消化道反应；偶见乏力、脱发、皮疹、口腔炎等。

3. 其他方案 如顺铂＋环磷酰胺＋氟尿嘧啶三药联用等。

骨转移的诊疗

什么是前列腺癌骨转移

前列腺癌是最易发生骨转移的恶性肿瘤，超过 80% 的前列腺癌患者会发生骨转移。骨转移病灶可见于髂骨、椎体、肋骨、颅骨和长骨近端等。最常见的也是最早的前列腺癌骨转移临床表现是骨骼的疼痛，为持续的钝痛，常常影响患者的食欲及日常的生活，以致患者日渐消瘦，痛苦不堪。其次，由于骨头一点一点地被肿瘤细胞"吃掉"，转移的骨骼很容易发生病理性骨折。如果肿瘤细胞侵犯了患者脊椎椎体的话，那么椎体塌陷将引起脊髓受压迫的症状，这会使治疗变得更加棘手。

对于前列腺癌骨转移应及时给予治疗，治疗的目的主要是缓解骨痛，预防和降低骨相关事件的发生，提高生活质量，提高生存率。骨相关事件是指病理性骨折、脊髓压迫，以及与之相关的放疗、手术、高钙血症等。

骨转移的常见症状及应对策略

骨转移是前列腺癌常见转移部位，且常见位置为脊柱。前列腺癌患者若常感背痛明显，应该及时到医院检查。一般情况下医生会安排患者进行骨扫描检查（ECT）以判断是否有骨转移的发生。如果发现骨转移，经过及时的治疗可明显缓解症状、延长患者的寿命；可预防性地降低骨相关事件的发生，如骨折、脊髓压迫等。如果临床检查未发现骨转移，也可应用药物治疗来预防骨转移的发生，如双膦酸盐是预防和治疗骨转移的首选方法。

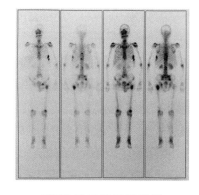

ECT 显示的骨转移灶
（图中黑色部分）

🔊 骨痛难忍该如何治疗

前列腺癌骨转移治疗的方案如下：

1. 内分泌治疗　激素依赖性前列腺癌骨转移的患者，主要选择内分泌治疗；

2. 双膦酸盐　是治疗骨转移的基础用药，如唑来膦酸（天晴依泰）；

3. 放射治疗　前列腺癌患者发生多处骨转移的机会较高，因此外放射治疗的范围和剂量越大，不良反应越大。一般可采用放射性核素治疗，如氯化锶（89Sr）治疗。

4. 镇痛药物治疗　药物使用必须遵循世界卫生组织（WHO）的癌症疼痛治疗基本原则。即从非阿片类药物到弱阿片类药物，再到强阿片类药物的顺序，以及适当的辅助治疗（抗抑郁药、抗惊厥药等）。

专 家 点 评

近年来，随着国民生活水平不断提高、饮食结构及生活方式发生改变、人口老龄化进程加快，前列腺癌的发病率大幅上升，因此在人群中普及前列腺癌的防治知识十分必要。本篇系统地介绍了前列腺癌的病因诱因、症状体征、辅助检查及个体化治疗手段，内容专业性强，语言浅显易懂，能够提高患者朋友们的认识，促使潜在患者及早就医，提高人群预防意识，值得大家认真深入地学习和理解。

第五篇

家庭护理与预防保健

　　通过之前的阅读，相信您已经对常见前列腺疾病有了相当深入的认识，本篇将重点介绍三种前列腺疾病的预防方法、自我保健、术后一些注意事项及家庭护理方面的知识，希望您及身边的朋友能从中获益，享受健康快乐的生活！

前列腺炎的预防与保健

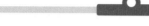

➡ 如何预防慢性前列腺炎
➡ 新婚男士要警惕"蜜月型"前列腺炎
➡ 为什么司机要警惕前列腺炎
➡ 如何进行前列腺按摩
➡ 慢性前列腺炎要不要禁欲
➡ 慢性前列腺炎治疗要"两手抓"
➡ 慢性前列腺炎的日常保健

☎ 如何预防慢性前列腺炎

通过第二篇的介绍，大家知道慢性前列腺炎目前没有特效疗法，且容易复发。因此，应该重视疾病的预防，在日常生活中养成良好的习惯，预防慢性前列腺炎的发生。

1. 作息规律，养成良好的生活习惯。保证睡眠充足，防止过度劳累，注意生活卫生。

2. 戒烟、戒酒、忌食辛辣，远离浓茶、浓咖啡等刺激性食物。

3. 平时多饮水、不憋尿，保持尿路通畅。

4. 克服不良的性习惯，节律性生活，以每周1次左右的频度为佳。

5. 尽量减少对会阴部的压迫，如不穿紧身裤、避免久坐不动和长时间骑自行车等。

6. 预防感冒，积极参加体育锻炼，增强体质。

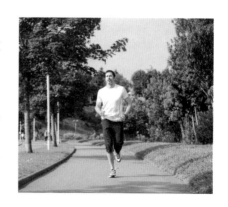

7. 丰富业余生活，养成乐观、健康的心理。

8. 尽量到正规医院进行前列腺方面的检查及治疗。

9. 对于急性的泌尿生殖系统感染，如急性前列腺炎、急性附睾炎、急性精囊炎等，应给予积极彻底的治疗，防止其转化为慢性前列腺炎。

☎ 新婚男士要警惕"蜜月型"前列腺炎

新婚男士容易得"蜜月型"前列腺炎，主要是因为新婚期间性生活不规律或过度频繁。除此以外，过度劳累、过量饮酒、吃辛辣等刺激性食物、不洁性行为也是引发前列腺炎的重要原因。

主要有以下临床表现：

1. 早泄、射精痛、阳痿或勃起不坚等性功能障碍。

2. 尿频、尿急、尿痛、血尿或血精。

3. 由于频繁的性生活，常出现乏力、虚弱、厌食、恶心、虚脱现象，伴有腰骶部、会阴部、耻骨上、腹股沟、睾丸等部位不适或疼痛等。

一般治疗：注意休息，有规律地性生活、避免过度频繁。避免食用刺激性食物，多饮水，温水坐浴。必要时可以酌情使用抗生素治疗。

☎ 为什么司机要警惕前列腺炎

不少司机师傅和需长时间开车的朋友似乎更容易得前列腺炎。主要是因为以下危险因素：

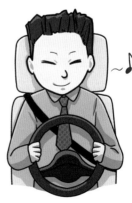

1. 久坐 每天大部分时间都坐在驾驶座上，使会阴部受到挤压，前列腺充血，血流缓慢，滞留在前列腺内，对病原体抵抗力减弱，容易诱发前列腺炎。

2. 饮水不足 由于驾驶工作繁忙，不能保证及时、足够的饮水，使身体经常处于轻度脱水状态，尿液浓缩，容易患尿道炎、膀胱炎，从而诱发前列腺炎。

3. 憋尿 因工作限制，经常无法或不方便及时排尿，强行憋尿，造成人为的尿液潴留，膀胱内压力增高。时间长了，会使尿道防御细菌的能力下降，容易发生泌尿生殖系感染。

4. 疲劳 长时间工作，睡眠不足，体力透支，经常处于疲劳状态，

139

机体免疫力下降。

5. 性生活不规律　有些长途车司机，经常出差，长时间不在家。性生活过疏或过频、过度，都不利于前列腺健康。性生活过疏，使前列腺液淤积，如果已患有尿道炎或膀胱炎，容易诱发前列腺炎；性生活过度，身体疲劳，前列腺长时间或反复充血，也容易诱发炎症。

6. 不良嗜好　由于生活工作压力大，很多司机朋友有烟酒嗜好，身体受到毒害，抗病能力减弱，饮酒还会加重前列腺充血。

🏥 如何进行前列腺按摩

前列腺按摩可作为Ⅲ型前列腺炎的辅助治疗方法。前列腺按摩简单易行，可以在朋友和配偶的帮助下在家里按摩。有条件者建议由泌尿外科医生予以前列腺按摩。

操作方法：患者可采用胸膝位或侧卧位。按摩前先戴上手套，可用润滑油或肥皂水润滑指套，减少不适。先轻轻按摩肛周，然后缓慢插入肛门内 4~6cm 深处，用自己的中指或食指的指腹按压前列腺腺体，从前列腺两侧向中间沟规律地轻柔按压前列腺，再按摩挤压中间沟，每次按摩 3~5 分钟，使前列腺液从尿道口排出。按摩完毕后可以立即排尿，使积聚在尿道内的炎性分泌物随着尿液排出，减少对尿道的刺激。一般每周 1~2 次，每次按摩治疗至少间隔 3 天以上，持续 2 个月左右，可以根据治疗的效果来调整按摩的频率和时程。

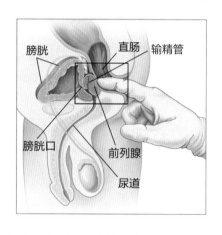

在前列腺按摩过程中应该掌握好力度和频次，动作要轻柔，在可以忍受的程度内逐渐加大力度，切忌强力按压，以免造成不必要的损伤。在自我按摩过程中，如发现前列腺触痛明显，要及时到专科门诊就诊，以避免急性发作时还在做前列腺按摩的情况。

应注意前列腺按摩的禁忌证：

1. 急性前列腺炎和慢性前列腺炎的急性发作期禁行前列腺按摩。

2. 怀疑有前列腺结核、肿瘤的患者禁按摩。

3. 合并有肛肠疾病：如严重的痔疮、直肠息肉等。

4. 前列腺广泛钙化或有小结石的患者，行前列腺按摩基本无效，一般不做按摩治疗。

慢性前列腺炎要不要禁欲

前列腺发生炎症时，前列腺液里会有很多的细菌和炎症细胞，如果前列腺液积聚在腺泡内无法排出，细菌不断繁殖，会影响治疗效果。在过性生活时，通过射精动作使前列腺平滑肌收缩，腺液排入尿道，可以起到比前列腺按摩更好的引流作用。但是，性生活过度频繁会造成前列腺充血，前列腺组织频繁收缩，会损伤腺组织并引发炎症。另外，随着前列腺液大量排出，会使前列腺液中微量元素锌的含量减少。锌被认为是前列腺液中抗菌作用的主要成分，锌含量的减少，可使前列腺的防御能力下降，容易导致慢性前列腺炎的发生。

因此，慢性前列腺炎患者应该根据自己的年龄和身体情况，保持适度的性生活，既不能过于频繁，更不应禁欲，一般保持 7~10 天左右一次为宜，未婚的男青年也应该在 10 天左右排精一次，使前列腺保持正常的新陈代谢，加速炎症消退。

慢性前列腺炎治疗要"两手抓"

在临床实践中，并非每个患者经过正规治疗后，都能达到严格意义上的治愈。有些患者虽然症状明显减轻或消失，但前列腺液检查仍然不正常；有些患者前列腺液、尿液检查正常，也没有致病菌存在，但仍有各种各样的不适症状，即使长期用药、更换各种药物，也不能达到理想的治愈。

另外，有很多患者受到错误广告宣传的影响，产生严重的心理负担，担心影响性功能、生育、传染配偶、变为恶性肿瘤等，四处求医，花费大量金钱，甚至不能进行正常的工作和生活。出现焦虑、失眠、抑郁等，甚至有自杀倾向。

其实，慢性前列腺炎是一种相当常见的、不威胁生命的疾病，部分患者能够自行缓解，而且并非所有患者都需要治疗。在临床实践中，有些患者经历了数月甚至一两年反复治疗，没有完全达到我们之前提到的治愈标准，在停用药物治疗后，平时只注意戒酒、戒烟，不食辛辣食物，注意保暖和体育锻炼，避免久坐和疲劳，保持规律的性生活，各种不适症状反而会逐步消失，或变得不影响正常的工作和生活。

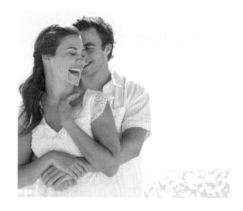

所以，治疗慢性前列腺炎，要重视药物治疗与精神疏解，"两手抓，两手都要硬"。我们建议：

1. 首先应该对慢性前列腺炎有个正确的认识。前列腺炎对人体的影响主要是会阴等部位的不适和排尿不适，不会影响生命，也没有明确证据表明会直接造成性功能障碍、影响生育或变为恶性肿瘤。

2. 经过正规治疗，即使达不到治愈标准，也不必过度担心。在保持良好生活习惯、戒除诱发因素的情况下，可停药观察一段时间，很多患者的症状会自然消失。

3. 不主张连续使用同一种药物长达半年或 1 年，特别是抗生素治疗。如果治疗效果不理想，可选用其他药物或重新检查，确定病因和敏感药物。

4. 注意精神疏导，保持开朗的心境、乐观的生活态度。

慢性前列腺炎的日常保健

慢性前列腺炎患者饱受疾病困扰，往往身心俱疲。由于它的病因及发病机制十分复杂，目前的研究虽然已经相当深入，但尚未取得突破性进展。正确的日常保健方法在减轻疾病症状、促进康复和预防复发中都能发挥十分重要的作用。

1. 积极乐观的心态 慢性前列腺炎并不是不治之症，只是病程较长容易复发，但它是可以治愈的。很多患者在花费大量时间、精力和金钱之后，症状并没有明显缓解，因此在心理上丧失了治愈的信心，甚至称其为"不死的癌症"，严重影响正常的生活和工作。

如果您仔细回忆，就会发现症状的波动往往跟情绪和精神状态有很大关系。在心情愉悦或者工作学习比较投入的时候，经常感到症状减轻，甚至感觉不到病痛；在情绪低落的时候，则感到病痛加重，因此情绪更加低落，形成恶性循环。由此可见，努力调整自己的心态，保持积极乐观的生活态度，树立战胜疾病的信心，对于慢性前列腺炎患者十分必要，而且大有帮助。

2. 良好的生活习惯　生活中，应该注意保持规律作息，保证充足的睡眠，避免熬夜，防止无规律的生活或过度疲劳引起免疫力下降；饮食上，要避免酗酒和进食辛辣食物，不宜饮浓茶或咖啡；平时注意多喝水、勤排尿，有利于前列腺分泌物排出体外，防止感染。适度的体育锻炼不但能调节情绪，还能促进身体康复，但不要太剧烈。散步、慢跑、做广播体操都是很好的运动形式，通过对腹部、会阴区和臀部肌肉的运动，可以促进盆腔的血液和淋巴循环，有利于炎症消退和吸收。久坐不动和长时间骑车，都容易造成前列腺充血，诱发前列腺炎，因此长期坐立工作或长时间骑车的人，应该注意活动和休息。

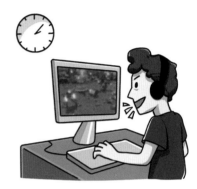

3. 规律的性生活　不少患者，对性生活存在顾虑，担心疾病传染给配偶，或者认为会加重病情，因此过着长期禁欲的生活。实际上，频繁地产生性兴奋而不排精，会使前列腺液分泌增加并积聚在前列腺内，成为细菌的"温床"；相反，适度规律的性生活，可以促进前列腺液排出，有利于炎症消退，更能提高生活质量，改善患者心理状态。但是，要防止性生活过度。

02 前列腺增生的预防与保健

- ➡ 前列腺增生可以预防吗
- ➡ 前列腺增生患者的日常饮食
- ➡ 预防前列腺增生要从 40 岁开始
- ➡ 前列腺增生会影响性生活吗
- ➡ 性生活时应该注意什么
- ➡ 手术会影响夫妻性生活吗
- ➡ 为什么做了手术还有排尿问题
- ➡ 手术后为什么会出现尿失禁
- ➡ 什么是凯格尔运动
- ➡ 凯格尔运动训练的方法
- ➡ 膀胱造瘘的家庭护理
- ➡ 造瘘后尿袋放哪儿更方便
- ➡ 保健品与前列腺增生

前列腺增生可以预防吗

前列腺增生是老年男性的一种生理性改变，目前还不能做到在不影响正常生理活动的情况下避免前列腺增生的发生。但生活中注意以下几点，可以很大程度上延缓临床症状发生的时间，减轻排尿不适的程度。

1. 饮食要清淡、易消化，多吃蔬菜水果，少吃辛辣刺激性食物，戒酒，减少前列腺充血的机会。

2. 尽可能避免长时间骑自行车或久坐，避免前列腺受压充血，加重病情。

3. 切忌长时间憋尿，以免损害膀胱逼尿肌功能，加重病情。

4. 保持心情舒畅，避免忧思恼怒等负面情绪，切忌过度劳累。

5. 适度进行体育活动，不仅能增强机体抵抗力，还可以改善前列腺局部的血液循环。

6. 避免受凉感冒，及时治疗泌尿生殖系统感染，积极预防尿潴留的发生。

7. 根据自身状况，合理性生活，既不能纵欲，也不要禁欲。

前列腺增生患者的日常饮食

前列腺增生可以说是老年人的常见病。患前列腺增生后，除了要积极进行治疗，良好的起居和饮食调理对本病的康复也很重要。在饮食上应注意以下几点：

1. 忌酒，尤其是烈性酒；少吃辛辣、油腻的食物，少喝咖啡、浓茶等刺激性食物，少吃柑橘、橘汁等酸性强的食物；少吃白糖及精制面粉。

2. 多吃新鲜水果、蔬菜、粗粮和大豆制品，以保持大便通畅。适量食用牛肉、鸡蛋。

3. 常吃种子类食物，如南瓜籽、葵花籽等，但由于这类食物脂类含量过高，不宜过多食用。

4. 绿豆汤或绿豆粥，绿豆要煮烂，放凉后食用，有清热祛火的功效。

5. 虽然有尿频，但仍然要多喝水。多喝水可以稀释尿液，防止泌尿系感染和膀胱结石形成。喝水最好是凉开水，避免喝浓茶。

预防前列腺增生要从 40 岁开始

年龄是前列腺增生发病的基本条件之一，40 岁对于人的身体状况来说是一个重要的转折点。研究发现，40 岁以后，前列腺组织中间质成分比上皮组织更活跃，增生速度更快，而发生前列腺增生时，主要表现为间质增生。

当然，40 岁并非是一个绝对界限，它代表的是人生一个重要的年龄阶段。此外，由于前列腺增生的病因尚未彻底明确，因此，彻底预防该疾病的发生目前是不可能的，但有意识地采取某些措施对于延缓疾病的发生及减轻病情仍然是有很大帮助的。

前列腺增生会影响性生活吗

前列腺增生一般不会明显影响正常性生活。有些患者出现暂时性的性欲亢进，可表现为与年龄不相符的性欲增强，或者平素性欲正常，却突然变得强烈起来。原因可能是前列腺组织增生，使前列腺功能紊乱，反馈性引起睾丸功能暂时性增强，导致性欲亢进。

频繁的性生活可能会加重前列腺增生，这是因为性生活过频会使前列腺长时间处于充血状态，可引起和加重前列腺的增生；在射精时膀胱颈部组织收缩，防止精液反流，有可能会加重排尿困难。绝对禁欲显然也不可取，因为性生活是老年人身体健康的重要标志，而且，完全禁欲也不利于前列腺疾病的康复。一个性发育正常的男性，性能量也在不断地积聚，不可避免地常有性冲动发生。如果不能适当排泄，会使外生殖器敏感性增加，更容易勃起，加重前列腺的反复充血，同时前列腺液的分泌增多却不能正常排出，这些都对疾病不利。

有节制、有规律、与自己身体情况相适应的性生活，可以释放性能量，缓解性紧张，使人心情舒畅，增加晚年生活的幸福感和充实感。

🔅 性生活时应该注意什么

平素身体健康的老年男性也应正确对待性生活，以"维持、均衡、节制"为原则，不应过早中断、不要"旱涝不均"、忽多忽少；纵欲和禁欲是两个极端，对前列腺和全身健康有害，都不可取。

老年前列腺增生患者过性生活，应该根据年龄、增生程度、具体身心状态等因素适当调整，需要注意以下几点：

1. 年龄在60岁左右，前列腺增生不严重、无排尿不畅等症状，身体条件和性功能又好，可以有规律的过性生活。

2. 若年龄偏大，前列腺增生严重，有排尿困难或性生活后发生尿潴留，或有尿潴留病史的患者在有效控制病情前应小心谨慎，最好不过性生活。

3. 如果使用雌激素药物治疗前列腺增生，最好不要过性生活，以免诱发阳痿，加重心理负担，进而影响性功能。

🔅 手术会影响夫妻性生活吗

前列腺增生手术对男性患者性生活可能会有一定影响。

1. 有学者对支配人类阴茎勃起的神经进行了详细的研究，发现海绵体神经在前列腺尖部贴近两侧，距离仅几个毫米。开放手术时的直接损伤或经尿道手术时的电烧灼、透热、体液外渗等均可能使这些神经血管束受到损害，从而影响勃起功能。

2. 前列腺手术后，由于尿道内括约肌及膀胱颈关闭不严，射精时可致精液进入膀胱，不能正常射出体外，这就是"逆行射精"，但逆行射精对性功能和身体健康并没有什么影响。

3. 有些患者术中精阜射精管受到损伤，会导致不射精。

就总体而言，上述手术并发症发生率较低，大家不用太过担心。有些患者术后出现性功能障碍，可能与自身的精神心理因素有关，应与医生积极配合，消除思想上的顾虑，必要时可使用药物辅助以达到满意效果。无论何种原因

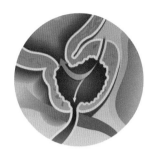

逆行射精示意图

出现性功能异常，都可以积极向医生反映具体情况，以获得医疗上的帮助。

📋 为什么做了手术还有排尿问题

手术后一段时间内，患者仍会有排尿不适，有些甚至比手术前还严重。手术后排尿仍然不通畅，主要原因如下：

1. **膀胱功能障碍** 前列腺增生时间较长，下尿路长期梗阻，使膀胱逼尿肌功能发生障碍，或者伴有神经源性膀胱（如糖尿病）等尿动力学方面的原因，手术虽然能解除梗阻，但仍有排尿不畅。

2. **膀胱颈部水肿或狭窄** 术后留置导尿管和气囊压迫都会引起膀胱颈部水肿；开放手术时，过度缩缝膀胱颈、膀胱颈部创面瘢痕形成等可能导致狭窄，影响排尿。

3. **尿道狭窄** 很多泌尿外科手术是经尿道进行的，手术器械会摩擦、损伤尿道黏膜，留置导尿管可能会引发尿道感染，这些都有可能引起手术后尿道狭窄。如果确诊，可定期做尿道扩张术，狭窄严重的，可以做尿道内切开手术治疗。

部分患者在手术后仍然有尿频、尿急的现象。手术后 1 个月内，由于新鲜的手术创面没有完全愈合、创面对尿液刺激比较敏感以及尿路感染等因素，仍然会出现尿频、尿急现象。随着手术创面的愈合，多数在术后 2~3 个月内症状明显减轻或消失。如果尿频、尿急的症状持续存在，需要检查明确有无尿路感染、膀胱逼尿肌不稳定、尿道狭窄等原因。

一般在手术后 3~5 天拔除导尿管，有些患者可能会出现暂时性尿失禁，这与手术创面受到刺激、尿道括约肌和膀胱功能未完全恢复有关。轻度尿失禁的患者，可以通过凯格尔运动训练，加强盆底肌肉的力量，大多能够在 2 周 ~3 个月内恢复。重度尿失禁或长期不能恢复的患者，需要采取抗尿失禁的手术治疗。

🏥 什么是凯格尔运动

早在唐朝，医学家孙思邈在他的《枕中方》一书中规劝世人："谷道宜常撮"，又称"气宜常提"。谷道，俗称肛门。通俗地讲，这句话就是说应该经常做收缩肛门的动作。中医认为，经常提肛门有助于升提阳气、通经活络、温煦五脏而益寿延年，并能防治脱肛、痔疮、阳痿、早泄、遗尿、尿频等疾病。

美国医生阿诺·凯格尔在 1948 年提出了"凯格尔运动"，也被称为"骨盆运动"，主要是重复缩放部分的骨盆肌肉（俗称"凯格尔肌肉"）。现在有很多辅助该运动的工具，但大多效果不佳。男性做凯格尔运动可以恢复或增强盆底肌肉的张力，更好地支撑膀胱和肠道，还可以刺激生殖区，增加局部血流量，从而改善男性性功能。

凯格尔运动被认为是治疗女性阴道脱垂以及预防子宫脱垂的好方法。对于男性，主要是用于辅助治疗慢性前列腺炎引起的前列腺疼痛、良性前列腺增生，以及前列腺切除术（包括电切术和根治术）后的辅助治疗。常用于帮助控制男女性的尿失禁，还可以提高性生活质量，帮助减少早泄问题，甚至可以治疗部分勃起功能障碍的患者。但不应该用作常规练习，以避免发生尿潴留。

凯格尔运动不受时间、地点限制，站、卧姿式都可以，而且动作非常简单、容易掌握。倚在沙发里休息或者开车的时候，您都可以进行凯格尔运动。一般在 3~6 周，遗尿次数就可以明显减少；勃起功能的问题也会在 3 个月后显著改善。

🏥 凯格尔运动训练的方法

在进行凯格尔训练之前，首先要找到正确的盆底肌肉位置。最简单的方法就是，在上厕所时憋尿或者使尿流中断，感觉下身正在发力的肌肉的位置，并牢牢记住这种紧绷的感觉。但是，锻炼时一定不要紧绷腹部、臀部及腿部的肌肉，或者憋气，这样会使凯格尔训练失去意义。如果在运动中遇到问题，千万不要不好意思寻求帮助。医生或其他的健康保健指导人员能够给您提供重要的指导意见，帮助您学会如何区分和锻炼正确位置的肌肉。如下图中所示，平躺姿势的凯格尔运动，可以取得更好的效果。

与女性不同，男性的凯格尔运动分为四部分，依次进行下一节训练。

第一节 包括三组练习。

首先，迅速收缩、放松盆底肌肉，每次持续 10 秒，连续做 3 组，每组间隔 10 秒。然后，继续重复一缩一放的动作，但每次收缩要坚持 5 秒，做 3 组，每组间隔 5 秒。最后，紧缩盆底肌肉，维持 30 秒，做 3 组，每组间隔 30 秒。这一节训练应坚持一周，每天都练。

第二节 主要训练盆底肌肉的灵敏性。

首先，收缩盆底肌肉，坚持 5 秒，然后放松，一共做 10 组。接着，尽可能快地缩放，每组 10 次，做 3 组。然后，不规则地收缩并放松，每次数 10 下，做 3 组。最后，紧收肌肉，尽可能久地坚持，以 2 分钟为上限。这一节训练也应坚持一周。

第三节 首先，重复缩放盆底肌肉，共 30 组（以后要慢慢增加到 100 组）。然后，尽可能久地收紧，做 30 组，每组间隔 30 秒。

第四节 巩固练习

首先，收紧盆底肌肉，至少坚持 2 分钟，然后放松，组数不限。这节训练应长期坚持，最好尽可能久地练习。

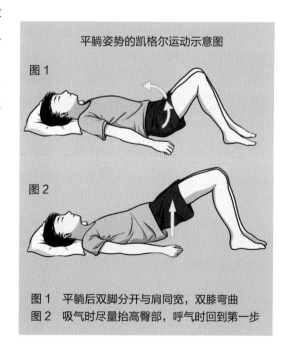

平躺姿势的凯格尔运动示意图

图 1

图 2

图 1 平躺后双脚分开与肩同宽，双膝弯曲
图 2 吸气时尽量抬高臀部，呼气时回到第一步

☎ 膀胱造瘘的家庭护理

如果您做了膀胱穿刺造瘘手术，也不用担心，只要家庭护理方式得当，生活质量也不会受到影响。下面就为您介绍正确的家庭护理方式。

1. 学会观察引流尿液的颜色、性质、排出量、气味是否正常。正常尿液颜色应该是淡黄色、透明，每日量约 1500ml 左右。如果出现血尿、絮状物、脓性尿、浑浊尿或者尿管堵塞，应及时到正规的医院就诊。

2. 妥善固定造瘘管和引流袋，避免扭曲、受压、脱出。正确的固定方式应该是引流袋低于造瘘口 15cm 以上，防止尿液反流而造成逆行感染。为避免造瘘管脱出，病人或家属要学会记录造瘘管在皮肤外长度，并做好标记。每天核对，如果出现长度增加，引流不畅，需要及时到正规医院请医生重新固定或更换造瘘管。

3. 保持造瘘管的通畅，定时挤压，防止尿碱沉积、造瘘管堵塞，如果出现造瘘管不通畅需要及时处理。首先应判断膀胱中有无尿液，如果膀胱充盈，并有明显的尿意，而引流管中却没有尿液流出很有可能是造瘘管不通畅。可以先用手挤捏造瘘管，或用注射器向造瘘管注入生理盐水进行冲洗。如果冲洗无效，则应及时到正规医院就诊。

4. 建议每日饮水 2000ml 以上，起到自身冲洗膀胱的目的，防止造瘘管堵塞及感染。

5. 造瘘管和引流袋的更换：膀胱造瘘管开始时每 3 周更换一次；待瘘口稳定后可每 4~6 周更换一次；如果造瘘管堵塞，要及时更换。引流袋每周更换一次。更换前要洗手，夹闭造瘘管，取下旧的引流袋，用碘伏棉签消毒造瘘管口，拔除引流袋连接处的套帽，然后连接新的引流袋，打开造瘘管，更换完成。当引流袋达 2/3 时，及时倒掉，防止逆行感染。

6. 造瘘口的护理：造瘘初期，每日用碘伏棉签消毒造瘘口周围皮肤，清除分泌物，覆盖无菌敷料。待瘘口形成后，每日用温水清洁造口，保持皮肤干燥、清洁。

☎ 造瘘后尿袋放哪儿更方便

不少膀胱造瘘的患者由于需要长期佩戴尿袋，害怕被周围人嫌弃，从而产生自卑感和孤独感。但是只要保持造瘘口清洁、干燥、无异味，

「男」言之隐——前列腺疾病的防与治

尿袋妥善放置不外露，积极参加有益于健康的活动和社交，以积极乐观的心态对待生活，就不会影响生活质量。

在临床实践中，我们发现大家自己想了很多很好的方法，方便实用，可供大家参考。

1. 直接悬挂　可以在尿袋上系一根绳子或者使用别针将尿袋固定在衬裤（秋裤）、单裤或腰带上，直接悬挂，方法比较简单，效果也不错。

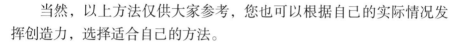

别针

2. 自制口袋　可以在衬裤外侧或单裤的内侧缝制口袋，将尿袋固定后放到里面，这种方法也很方便。

当然，以上方法仅供大家参考，您也可以根据自己的实际情况发挥创造力，选择适合自己的方法。

保健品与前列腺增生

保健品是"保健食品"的通俗说法，定义是"保健（功能）食品是食品的一个种类，具有一般食品的共性，能调节人体的机能，适用于特定人群食用，但不以治疗疾病为目的。"因此，保健品同样不具有预防和治疗前列腺增生的作用，特别是不能依靠保健品来治疗前列腺增生。

03 前列腺癌的预防与保健

⇒ 前列腺癌能预防吗
⇒ 前列腺癌与饮食
⇒ 得了前列腺癌后，该怎么办
⇒ 前列腺癌患者的日常饮食
⇒ 前列腺癌患者如何选择运动方式

前列腺癌能预防吗

前文已经对前列腺癌做了一个详细的介绍，相信大家也已经有了初步了解，接下来我们说说如何预防前列腺癌。

可能您也发现了，种族和家族史等因素是我们自己无法改变的，那么是不是前列腺癌就无法预防了呢？不是的。我们可以通过科学的饮食习惯及健康的生活方式达到预防前列腺癌的目的。

要尽可能避免危险因素，首先要做到戒烟，因为研究表明吸烟与前列腺癌呈现相关性。此外，您要尽可能避免动物脂肪的摄入，特别是红肉的摄入。如果能够增加食物中胡萝卜素、维生素 D 和硒等微量元素的摄入，对预防前列腺癌也有一定帮助。其次，中老年男性应根据个人情况保持适度的性生活，不要过频过急。第三，经常参加户外活动，保持良好心态，适度的体育锻炼，可保持内分泌稳定，调节免疫功能，从而降低前列腺癌的发病的风险。前列腺癌具有是激素依赖性，而非那雄胺等药物可阻断前列腺组织内睾酮向活性更强的双氢睾酮的转变，理论上讲在某种程度上有预防前列腺癌的作用，但不推荐药物预防。另外，通过 PSA 的筛查、肛诊以及超声检查，提高早期前列腺癌的检出率，是更为重要也是更为积极的方法，因为早期发现的肿瘤，治愈的几率远大于晚期肿瘤。

152

前列腺癌与饮食

长期以来,医学研究发现饮食与前列腺癌的发生存在一定的联系。

1. 高脂肪饮食是前列腺癌的危险因素,其中红肉类(如猪肉、牛肉、羊肉、鹿肉、兔肉等)危险性最大,而来源于禽类、鱼类和奶制品的脂肪则影响较小。

2. 有研究提示,直接来源于肉类的维生素 A(如动物肝脏)会增加前列腺癌的发生率,而由水果、蔬菜中的类胡萝卜素转化而来的维生素 A 会降低前列腺癌的发生。此外,番茄红素也有助于防止前列腺癌发生。黄色水果及黄、绿色蔬菜中均含有大量类胡萝卜素;番茄红素主要存在于成熟的西红柿中。

3. 维生素 D、E 的摄入可以降低前列腺癌发生的危险,这类食物包括小麦胚芽、豆类、菠菜、蛋类等。另外,户外晒太阳能够促使机体自身合成维生素 D,但要直接接触阳光,隔着玻璃也是不行的。

4. 微量元素硒和锌也有助于防止前列腺癌发生。常见的富含硒元素的食品包括谷类、豆类、鱼虾等,而牡蛎(即生蚝)和白瓜子(南瓜籽)内含有较多的锌元素。

5. 绿茶中含有较多的抗氧化剂。在喝茶时,直接冲泡,不添加任何添加剂,能使绿茶中所含的抗氧化剂充分发挥作用,可以降低前列腺癌的发病率,但应避免喝浓茶。

英国营养学会专家安妮·思德尼尔指出:"健康的食谱才是保证男人年轻、活力、健壮的良药。"下面就为大家简单介绍有利于前列腺的健康食谱。

西红柿 西红柿中主要起到保护前列腺作用的是番茄红素,它是类胡萝卜素的一种,是迄今为止自然界中被发现的最强的抗氧化剂之一,主要存在于西红柿、西瓜、葡萄柚等红色食品中。番茄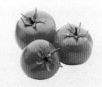红素在体内会优先聚集到睾丸、肾上腺和前列腺中,帮助抗氧化和改善前列腺增生症状。哈佛大学一份针对 4.7 万人的长期追踪报告中指出,经常食用番茄的人患前列腺的几率明显低于一般人群。建议一位成年男性每天食用 100~200g 番茄,就能满足身体对番茄红素的需要，且熟番茄更容易被人体充分吸收。

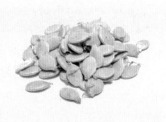

南瓜籽、核桃等 中医认为，肾藏精，与生殖有关，也与膀胱、排尿有关，所以吃些补肾之品对前列腺也很有好处。

南瓜籽和核桃不仅是补肾佳品，南瓜籽还有利尿功能，核桃仁有润便功能，所以老年男性应适量摄取此类食物，以补肾气不足。坚果类富含硒元素，南瓜籽内含有较多的锌元素，微量元素硒和锌有助于防止前列腺癌发生。

得了前列腺癌后，该怎么办

一旦确诊前列腺癌，要在医生指导下选择最合适的治疗方式，积极配合，随时注意病情的变化，保持严格科学的随访。因为前列腺癌是进展性的疾病，在进行内分泌治疗的中晚期患者，总有失效的一天，需要调整治疗方案。临床上有些患者在去势手术后，自行服用氟他胺，忽视了随访的作用，从不去医院随访，自以为一直按时服药就万事大吉了，直到出现骨痛等终末期症状才发现已经病入膏肓。所以定期复查是必要的，也是值得的。

早期诊断的前列腺癌患者要保持良好心态，不要慌张，更不要自暴自弃。前列腺癌相对其他肿瘤而言进展缓慢，预后也要好一些。积极配合医生治疗，努力保持良好的状态对病情的恢复也有帮助。调整饮食及生活方式，改掉生活中的不良习惯，选择适合自己的运动方式，增强体质，可以提高对各种治疗的耐受力。

前列腺癌患者的日常饮食

首先要远离烟酒，适量饮用绿茶，尽量减少动物脂肪的摄入，采取健康的生活方式。其次，由于肿瘤的慢性消耗，中晚期患者普遍存在营养不足或营养不良的问题，这时需要增进食欲、加强营养。此外，

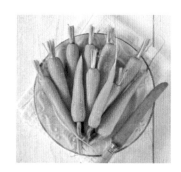

要注意营养均衡，不要偏食，多吃高蛋白食物，尽量食用鸡、鸭、鱼等"白肉"，减少猪、牛、羊等"红肉"的摄入；多吃新鲜蔬菜水果，增加维生素和微量元素锌、硒等的摄入；主食粗细粮搭配，让食物推陈出新，不吃变质、熏烤、腌泡、油炸和辛辣食物。这样才能达到提高生活质量，增强自身免疫系统抗癌能力的目的。

前列腺癌患者如何选择运动方式

人们常说"生命在于运动"，运动不仅可以增强体质，还能使人保持乐观向上的心态，提高人体对抗疾病的能力。所以，我们鼓励患者进行适当的体育运动。

通过前面的介绍，大家知道前列腺癌容易发生骨转移，造成骨质的破坏，加上抗雄激素的治疗容易导致骨质疏松，患者易出现骨折，剧烈运动显然是不可取的。同时，也要把握好运动量，运动要适度，不要过于疲劳，避免"过犹不及"。此外，长距离骑车会造成前列腺充血，引发炎症，不利于疾病康复。

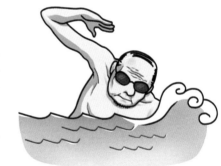

有学者建议，每天游泳半小时是比较适合前列腺癌患者的运动。

专 家 点 评

所谓疾病"三分治，七分养"，前列腺疾病也不例外。良好的生活习惯和积极乐观的生活态度可以在很大程度上降低前列腺疾病的发生率，延缓疾病的发生时间和病程进展，促进疾病康复。本篇从前列腺三种常见疾病的日常预防和保健入手，并且涵盖了前列腺疾病术后家庭护理中可能发生的并发症及应对措施，内容全面、科学严谨、简单易懂。

参 考 文 献

1. 吴阶平 . 吴阶平泌尿外科学 . 济南：山东科学技术出版社，2004.

2. 那彦群，叶章群，孙颖浩，等 . 中国泌尿外科疾病诊断治疗指南 .2014 版 . 北京：人民卫生出版社，2013.

3. Alan J. Wein, Louis R. Kavoussi, Novick 等 . 坎贝尔－沃尔什泌尿外科学 . 北京：北京大学医学出版社，2009.

4. 威德尔 . 泌尿外科学手册 . 北京：中国协和医科大学出版社，2014.

5. 于胜强，夏术阶 . 女性前列腺与女性前列腺炎 . 中国泌尿外科杂志，2008，29（11）：787-789.

6. 柏树令，应大君 . 系统解剖学 . 第 8 版 . 北京：人民卫生出版社，2013.

7. 陈孝平，汪健平 . 外科学 . 第 8 版 . 北京：人民卫生出版社，2013.

8. 万学红，卢雪峰 . 诊断学 . 第 8 版 . 北京：人民卫生出版社，2013.

9. Berry MJ, Coffey DS, Walsh PC, et al. The development of human benign prostatic hyperplasia with age. Journal of Urology, 1984, 132：474-478.

10. Urological Research Foundation.The site for prostate cancer information from Dr. William Catalona. http://www.drcatalona.com

11. 李鸣，那彦群 . 不同水平前列腺抗原的前列腺癌诊断率 . 中华医学杂志，2008，88：16-18.

12. 阙艳红，王学梅 . 双平面经直肠超声诊断良性前列腺增生的探讨 . 中华男科学，2005，11：191-194.

13. Jeremy P. Grummet, Mahesha Weerakoon, Sean Huang, et al. Sepsis and 'superbugs'：should we favour the transperineal over the transrectal approach for prostate biopsy? Bju International, 2014, 114（3）：384-388.

14. 白人驹，徐克 . 医学影像学 . 第 7 版 . 北京：人民卫生出版社，2013.

15. 严维刚，李汉忠，纪志刚，等 . 经会阴模板定位前列腺 11 区饱和穿刺活检：附 2066 例分析 . 协和医学杂志，2012，3（2）：190-194.

16. 张凯，白文俊，商学军，等 . 泌尿男科医师应用《CUA 前列腺炎诊断治疗指南》诊疗 CPPS 的调查 . 中华男科学杂志，2013，19（2）：127-131.

17. Krieger JN, Nyberg LJ, Nickel JC. NIH consensus definition and classification of prostatitis. JAMA, 1999, 282：236-237.

18. Ito S, Kato K, Ikeda M, et al. Comparison of 18F-FDG PET and bone scintigraphy in detection of bone metastases of thyroid cancer. J Nucl Med. 2007, 48（6）：889-895.

19. 孙颖浩 . 前列腺疾病 100 问 . 第 4 版 . 上海：上海第二军医大学出版社，2014.

20. 夏术阶，孙晓文 . 前列腺疾病 . 第 2 版 . 北京：中国医药科技出版社，2013.

21. 马琪 . 前列腺癌·男性早关注 . 北京：人民卫生出版社，2014.

22. 李宏军 . 前列腺疾病合理用药 150 问 . 第 2 版 . 北京：中国医药科技出版社，2013.

23. 郭宏骞 . 前列腺癌 100 问 . 北京：中国协和医科大学出版社，2012.

24. 那彦群 . 前列腺癌临床诊断与治疗——从指南到临床 . 北京：人民卫生出版社，2011.

25. 孙颖浩 . 我国前列腺癌的研究现状 . 中华泌尿外科杂志，2004，02（2）：77-80.

26. 叶定伟 . 前列腺癌的流行病学和中国的发病趋势 . 中华外科杂志，2006，06（06）：362-364.

27. 赵钰，张强，于静 . 我国前列腺癌部分危险因素的 Meta 分析 . 现代预防医学，2010，37（4）：617-619.

28. 陈璐（译），杨为民（校）. 男性前列腺癌患者生存率与生活质量的提高 . 现代泌尿生殖肿瘤杂志，2015，3：135-135.

29. 李世俊，周利群，何志嵩，等 . 前列腺癌生存率及其相关因素的研究 // 第十二届全国、第七届全球华人泌尿外科学术会议论文汇编（上册）.2005.

30. 孙颖浩 . 前列腺癌的临床表现与诊断 . 家庭用药，2004：31-31.

31. National Cancer Institute at the National Institutes of health：https://www.cancer.gov/

32. 朱刚，刘明，万奔 . 早期前列腺癌的诊断与治疗 . 中华男科学杂志，2005，9（9）：693-696.

33. 鲍镇美 . 前列腺癌的诊断 . 中华泌尿外科杂志，2000：253-256.

34. 刘贺亮，王禾，杨晓剑，等．血清 PSA、FPSAR 与前列腺癌病理分级、临床分期的相关性研究．中华男科学杂志，2002，4（4）：261-263.

35. 茅娟莉．前列腺癌骨转移的全身骨扫描分析．成都医学院学报，2012，（B09）：7-7.

36. 鲍镇美．晚期前列腺癌的治疗新动向．中华泌尿外科杂志，2004，23（2）：69-71.

37. 吴士良，那彦群．雄激素全阻断与单纯雄激素受体阻滞剂在前列腺癌治疗中的比较．中华泌尿外科杂志，1999，1（1）：39-40.

38. 申文江．前列腺癌放射治疗进展．肿瘤学杂志，2002，8（4）：120-120.

39. 叶定伟，孙燕．激素抵抗性前列腺癌的治疗进展．中国癌症杂志，2007，3（3）：220-224.

40. Eastham JA, Scardino PT, Kattan MW. Predicting an optimal outcome after radical prostatectomy: The Trifecta nomogram. Journal of Urology, 2008, 179（6）：2207-2211.

41. Schuessler WW, Kavoussi LR, Clayman RV, et al. Laparoscopic radical prostatectomy:initial case report. Journal of Urology, 1992, 147: 246A.

42. Raboy A, Ferzli G, Albert P, et al. Initial experience with extraperitoneal endoscopic radical retropubic prostatectomy. Urology, 1997, 50（6）：849-853.

43. Guillonneau B, Vallaneien G. Laparoscopic radical prostatectomy:the Montsouris technique. Journal of Urology, 2000, 163（6）：1643-1649.

44. Guillonneau B, Cathelineau X, Doublet JD, et al. Laparoscopic radical prostatectomy: assessment after 550 procedures. Critical Reviews in Oncology/ Hematology, 2002, 43（2）：123-133.

45. Abbou CC, Hoznek A, Salomonl, et al. Remote laparoscopic radical prostatectomy carried out with a robot:report of a case. Prog Urol, 2000, 10（4）：520-523.

46. Kaouk JH, Haber GP, Goel RK, et al. Single-p laparoscopic surgery in urology:initial experience. Urology, 2008, 71（1）：3-6.

47. Secin FP, Savage C, Abbou CC, et al.The learning curve for laparoscopic radical prostatectomy:an international multicenter study. Journal of Urology, 2010, 184（6）：2291-2296.

48. Abbou CC, Hoznek A, Salomon L, et al. Remote laparoscopic radical prostatectomy carried out with a robot. report of a case. Prog Urol,2000, 10（4）：520-523.

49. Reeves F, Preece P, Kapoor J, Everaerts W, et al. Preservation of the neurovascular bundles is associated with improved time to continence after radical prostatectomy but not long-term continence rates: results of a systematic review and meta-analysis. European Urology, 2015, 68（4）：692-704.

50. 张旭，王超援．腹腔镜前列腺癌根治性切除术．临床外科杂志，2008，16（2）：98-100.

51. 王少刚，王志华．前列腺癌的腔镜治疗．临床外科杂志，2012，20（2）：81-83.

52. 张旭．腹腔镜前列腺癌根治术治疗早期前列腺癌的临床经验．临床泌尿外科杂志，2004，19（9）：516-518.

53. 高江平，崔亮．机器人辅助腹腔镜前列腺癌根治术．临床外科杂志，2008，16（2）：100-102.

54. 茅叶青，谢立平，郑祥毅．前列腺癌的新辅助治疗进展．国际泌尿系统杂志，2008，28（3）：333-336.

55. 高江平，洪宝发．前列腺癌根治术前的新辅助治疗．中国循证医学杂志，2004，02（2）：138-140.

56. 王元天，黄翼然，薛蔚，等．前列腺偶发癌的新辅助疗法加前列腺癌根治术治疗．中国男科学志，2006，12（12）：34-36.

57. 朱耀,叶定伟．局部高危前列腺癌的新辅助化疗．中华泌尿外科杂志，2006，09（9）：641-643.

58. 李小寒．基础护理学．北京：人民卫生出版社，2012.

59. 李乐之，路潜．外科护理学．北京：人民卫生出版社，2012.

60. 杨希平．谷道宜常撮．家庭医药，2009，10：64-64.

61. 张娟，李园，宫晓峰．老年永久性膀胱造瘘患者的社区护理体会．中国实用护理杂志，2014.

62. 石建美．健康教育在膀胱造瘘家庭护理中的应用．临床护理杂志，2013，11（6）：72-74.

63. 李拔森，王良．第二版前列腺影像报告和数据系统（PI-RADS）解读．中华放射学杂志，2015，49（10）：798-800.